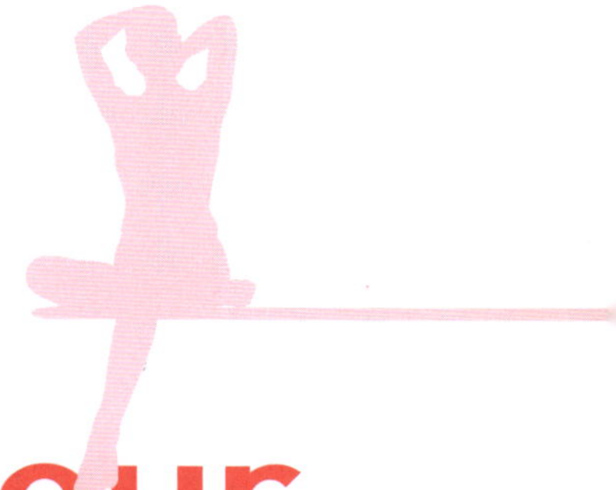

Phyto minceur

Docteur Jacques Labescat

VIGOT

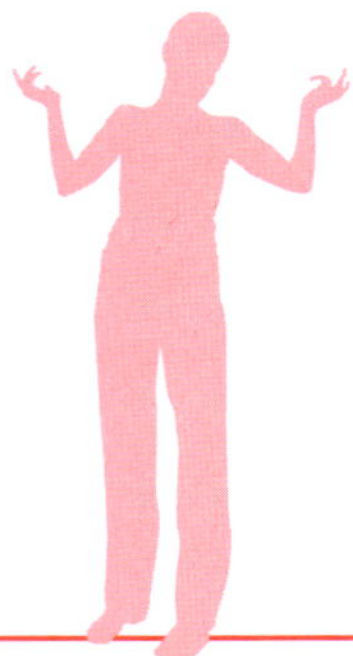

Se soigner par les plantes n'est pas anodin et nécessite de bien respecter les règles énoncées dans cet ouvrage, tant pour les doses préconisées que pour la durée des traitements.
L'auteur, le directeur d'ouvrage et l'éditeur déclinent toute responsabilité au cas où les informations contenues dans ce livre viendraient à être mal utilisées ou mal comprises. Par ailleurs, toute utilisation d'une plante, considérée ou non comme médicinale, doit se conformer au cadre strict de la loi.

SOMMAIRE

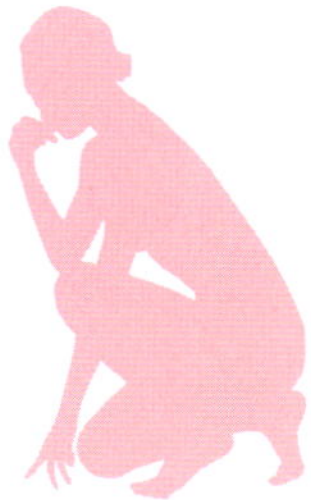

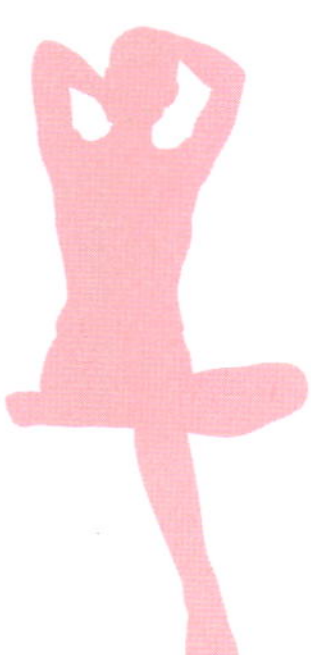

INTRODUCTION

Comment être en forme lorsqu'on se sent lourd, un peu trop « enrobé », que l'été approche et avec lui la perspective de devoir affronter l'épreuve du maillot de bain ? On est prêt à tout pour perdre ces kilos en trop, en particulier à écouter aveuglément les « marchands de minceur » et à suivre des régimes draconiens, souvent déséquilibrés, qui ne nourrissent bien que leurs inventeurs et font reprendre très vite les kilos perdus.

Dans ce petit livre, point de remède miracle. Il peut cependant vous aider sur le long terme à retrouver la ligne et la forme grâce aux plantes, sous réserve toutefois de modifier quelques-unes de vos habitudes alimentaires. Bien souvent en effet, si l'on prend du poids, ce n'est pas parce que l'on mange trop, mais bien parce que l'on mange mal. Une seule devise doit alors vous guider : petit déjeuner comme un roi, déjeuner comme un prince, dîner comme un moine... Vite brûlées tout au long de la journée, les calories du matin ne rimeront en effet jamais avec « chagrin » ! Pour celles du soir en revanche, c'est une autre histoire, le corps prenant un malin plaisir à les stocker. Comprendre cela, c'est déjà avoir fait un grand pas sur le chemin de l'équilibre alimentaire.

Parallèlement, les plantes peuvent vous aider à retrouver votre poids de bien-être. Pour cela, elles ont plus d'un tour dans leur sac ! Certaines, en gonflant dans l'estomac, déclenchent un effet naturel coupe-faim, modérant l'appétit. D'autres, en accélérant le métabolisme des aliments, vont faire en sorte que ce que l'on mange « profite » moins. Viennent ensuite les plantes drainantes, qui favorisent l'élimination de l'eau, fixée notamment dans les cellules de graisse, avec à la clé la disgracieuse cellulite. Drainantes et dépuratives, d'autres encore vont accélérer le transit, diminuant naturellement l'absorption intestinale des graisses. Enfin, il existe des plantes qui combattent directement les graisses, grâce à leurs principes actifs, au niveau des cellules qui les contiennent...

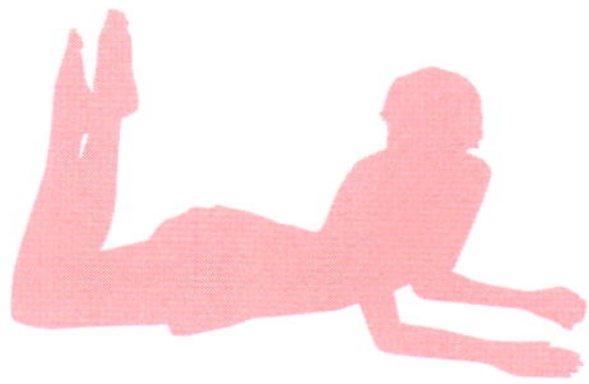

Tout une palette de moyens qui se révélent une aide précieuse, et ceci sans risque si l'on prend soin de respecter les indications et contre-indications mentionnées régulièrement dans l'ouvrage.

Les plantes sont une source infinie de bienfaits, qui se combinent. Nous vous recommandons toutefois de prendre toutes les précautions d'usage, et notamment de ne jamais suivre deux cures en parallèle sans l'avis d'un médecin spécialiste. Car en matière de phytothérapie, comme toujours dans le domaine de la santé, la prudence est de mise et doit être notre premier réflexe.

Où et comment se procurer les plantes ?

En vrac : En les ramassant dans la nature, avec un livre de confiance et le conseil de professionnels, mais toujours en essayant d'éviter les zones polluées chimiquement par des pesticides ou toxiques chimiques ou agricoles. Pour les citadins, ou ceux qui manquent de temps, on trouve aussi bien sûr les plantes dans les herboristeries ainsi que dans un certain nombre de pharmacies, dont certaines sont spécialisées en phytothérapie.

En solution solide (gélules) **et liquides** (SIPF®, extraits fluides, teintures, macérats) : les plantes commercialisées sous ces formes sont en vente dans les pharmacies. Vous les trouverez déjà préparées ou pourrez les faire préparer si nécessaire.

Nous vous conseillons également d'éviter Internet et ses ventes « sauvages ».

Et de vous entourer, aussi souvent que possible, des conseils de professionnels en phytothérapie.

ADOLESCENCE

Décoction de bardane

Pour perdre des kilos tout en nettoyant la peau

À l'adolescence, l'image que l'on a de soi est importante. C'est une période durant laquelle les kilos superflus sont difficiles à assumer. Or, pour pouvoir séduire son entourage, il faut d'abord se plaire et s'accepter. Et, si perdre le surpoids est essentiel, en luttant notamment contre la tentation exercée par les aliments et les boissons sucrées, retrouver une belle peau l'est tout autant. C'est en effet l'âge où les boutons « bourgeonnent »...

Grâce à ses composants, la bardane permet simultanément de mincir et de nettoyer la peau.

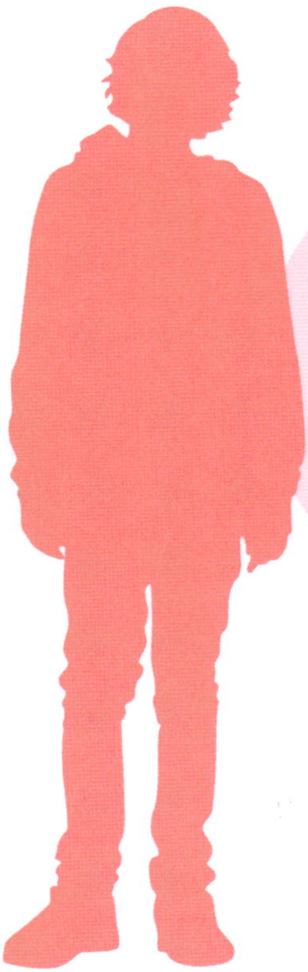

Notre recette

→ Faire bouillir 60 g de racine de bardane finement coupée dans 1 litre d'eau pendant 10 min. Filtrer, puis boire 1 tasse matin et soir pendant 1 à 2 mois.

Notre conseil

→ Pour un traitement encore plus efficace, en complément de la décoction à boire : appliquer le soir sur les boutons un cataplasme imbibé de décoction de bardane pendant 10 à 20 min, et ce pendant 2 mois.

Elusanes® de pensée sauvage

Un drainage efficace

Utilisée en complément de la bardane, la pensée sauvage permet de nettoyer un organisme surchargé par les toxines et les graisses.

Grâce aux nombreux antioxydants qu'elle contient (les tanins notamment), la pensée sauvage est très efficace pour freiner la production de sébum, responsable de la peau grasse. C'est un excellent moyen de lutter contre l'acné, fréquente et prononcée durant l'adolescence.

Notre conseil

→ Prendre 1 gélule d'Elusanes® de pensée sauvage, matin et soir, avec 1 grand verre d'eau pendant 1 à 2 mois. À utiliser dès 15 ans, sauf en cas de grossesse ou d'allaitement.

Teinture mère de piloselle

Pour éliminer l'excès d'eau

La modification hormonale qui survient à l'adolescence a souvent comme conséquence l'accumulation d'eau au niveau de la taille. Il est préférable d'y remédier à ce moment-là, car il sera plus difficile de pallier ce problème en vieillissant.

Pour éliminer l'eau, tout en drainant le système digestif, la piloselle stimule les reins en augmentant l'élimination urinaire et la sécrétion biliaire, tout en favorisant l'élimination des graisses superflues.

Notre conseil

→ Prendre 50 gouttes de teinture mère d'*Hieracium pilosella* dans un peu d'eau, matin et soir, pendant 1 à 2 mois.

a ANXIÉTÉ

Macérat d'aubépine

Plus calme et plus détendu(e) pour maigrir

L'anxiété fait prendre du poids, mais vouloir maigrir peut rendre anxieux et ce, pour diverses raisons : peur de ne pas y arriver, difficultés de lutter à long terme contre les kilos tenaces, etc. Pour perdre du poids, il est important de retrouver le calme et la sérénité.

L'aubépine permet de lever l'angoisse sans causer d'effets secondaires, contrairement aux médications classiques. Pour résumer, mincir heureux, c'est mieux mincir et se donner plus de chance de rester mince.

Notre conseil

→ Prendre 50 gouttes de macérat glycériné DH1 de *Crataegus oxyacantha* dans 1 verre d'eau, matin et soir, pendant 1 à 2 mois.

Bain de tilleul

Se relaxer pour mincir en toute sérénité

Véritable régulateur du système nerveux, le tilleul aide à effacer le stress qui peut apparaître durant cette période délicate.

Notre recette

→ Faire infuser 100 g de fleurs dans 1 litre d'eau bouillante pendant 15 min, puis filtrer et mélanger à l'eau du bain. Prendre 1 à 2 bains par semaine le soir pour bien se relaxer et passer une bonne nuit. Ce bain est indiqué pour tous les âges.

En effet, pour mincir, il faut soudainement passer d'une consommation alimentaire jusqu'alors non contrôlée, à une alimentation contrôlée tant en quantité qu'en qualité. Si le plaisir ne naît pas nécessairement de l'excès, une chose est sûre : la frustration est rarement source de plaisir… C'est pourquoi il est important de s'adapter et de se donner le temps et les moyens pour retrouver un équilibre.

Cumulée à celle du bain, l'action du tilleul a un effet très relaxant : c'est une excellente façon de bien se préparer au sommeil et de « fondre » reposé.

SIPF® de passiflore

Pour mincir plus calmement

Perdre du poids n'est pas toujours simple et peut être une cause de stress. Se priver est déjà difficile, mais si, en plus, un sentiment de mal-être apparaît, cela n'encourage guère à poursuivre dans cette voie.

La passiflore est à la fois anxiolytique et sédative. Elle provoque un réel état de détente, y compris au niveau musculaire. De cette façon, le régime est plus facile à supporter et les kilos superflus disparaissent plus facilement.

Notre conseil

→ Pour la détente : prendre 1 cuillerée à café de SIPF® de passiflore matin et soir, pendant 2 à 3 semaines.

Pour dormir : prendre 1 cuillerée à café de SIPF® de passiflore au repas du soir et au coucher, pendant 2 à 3 semaines.

Contre-indiqué en cas de grossesse et d'allaitement.

Teinture mère de lotier corniculé

En cas de sommeil difficile

Manger moins peut entraîner une véritable phobie alimentaire, surtout si auparavant il n'y avait guère de privations alimentaires. Une obsession qui peut perturber le sommeil : la faim tenaille, l'envie de manger se fait sentir au point de couper l'envie de dormir et de se lever la nuit pour regagner le réfrigérateur…

Plante commune de nos prairies, le lotier est antispasmodique. Il calme les maux digestifs et supprime l'envie incontrôlable de manger. Il est aussi sédatif, ce qui permet de bien dormir, de ne pas penser à la faim et donc de maigrir tranquillement.

Notre conseil

→ Au début du rééquilibrage alimentaire, prendre 50 gouttes de teinture mère de *Lotus corniculatus* dans un peu d'eau, matin et soir, pendant 2 semaines.

BOURRELETS & CAPITONS

Elusanes® de papaye

Le fruit désinfiltrant par excellence

Avec l'âge notamment, des amas graisseux disgracieux ont tendance à s'accumuler au niveau de la taille. C'est ce que l'on nomme fréquemment les « poignées d'amour ».

Dans ce cas, la papaye est efficace. La sève du fruit encore vert contient jusqu'à 20 % d'enzymes : la papaïne, capable de lutter contre la formation des capitons par amas graisseux. Véritable « brûle-graisses », la papaye permet de retrouver rapidement une silhouette moins « empâtée ».

Notre conseil

→ Parallèlement à un rééquilibrage alimentaire et à une activité physique ciblée, prendre 1 gélule d'Elusanes® de papaye avec 1 grand verre d'eau, matin et soir, pendant 1 à 2 mois. Ce traitement est contre-indiqué aux enfants, aux femmes enceintes et allaitantes.

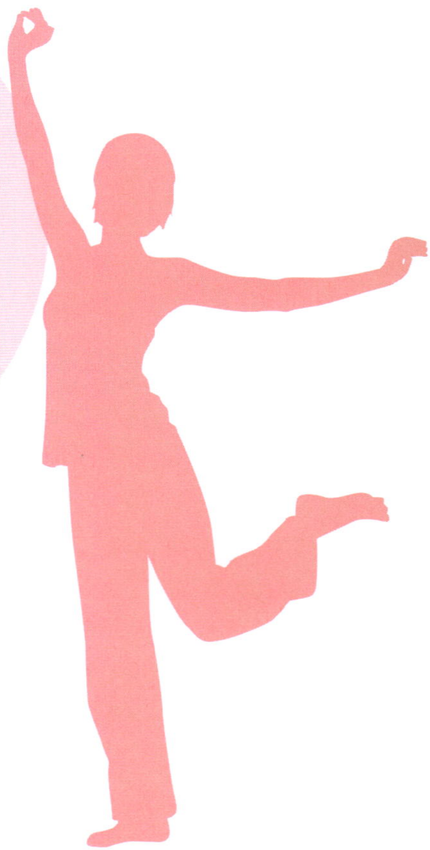

Décoction de pissenlit

Contre les capitons

Dire que les capitons peuvent déclencher une véritable phobie est un euphémisme… Difficile en effet de les ignorer lorsque regarder son corps dans une glace devient un supplice. Ils sont d'autant plus disgracieux que le surpoids est localisé, et leur aspect « peau d'orange » est d'autant plus visible que le corps est mince par ailleurs.

La décoction de pissenlit permet de perdre l'eau et la graisse accumulées localement.

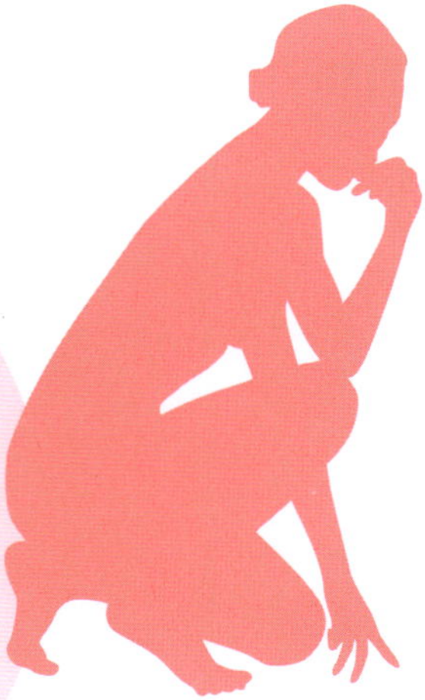

Notre recette

→ Faire tremper 30 g de feuilles et de racines coupées finement dans 1 litre d'eau pendant 2 heures. Puis, faire chauffer l'ensemble jusqu'à ébullition. Arrêter le feu et laisser infuser 20 min.
Boire 3 tasses par jour pendant 1 mois.

Version courte

→ Prendre 50 gouttes de teinture mère de *Taraxacum dens leonis* dans un peu d'eau, matin et soir, pendant 1 mois.

CELLULITE

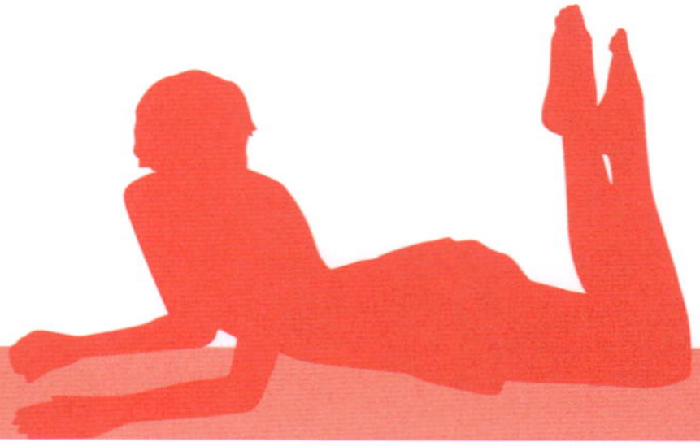

Bain de lierre

Spécial « peau d'orange »

Lorsque la « peau d'orange » commence à apparaître, notamment au niveau de la culotte de cheval, il n'est pas trop tard ! Mais si rien n'est fait, la situation risque de s'aggraver. Une cellulite bien installée sera en effet beaucoup plus difficile à déloger. Celle-ci peut même entraîner des plaques douloureuses, car enflammées.

Les feuilles du lierre grimpant aident à drainer la cellulite, tout en combattant l'inflammation. À une condition : il faut que les feuilles soient ramassées fraîches, ce qui n'est pas compliqué, puisque le lierre reste vert toute l'année.

Notre recette

→ Faire bouillir à feu très doux 200 g de feuilles fraîches de lierre dans 1 litre d'eau. Puis filtrer et ajouter à l'eau du bain qui doit être pris très tiède, 1 à 2 fois par semaine, pendant 1 à 2 mois.

Et aussi

→ Dans 1 litre de vinaigre de vin bouillant, mettre 1 bonne poignée de feuilles fraîches, puis laisser macérer 6 heures. Filtrer et appliquer les feuilles en cataplasme sur les jambes lourdes, pendant 30 min à 1 heure.

→ Ou, après un massage doux au gant de crin, se frictionner avec du vinaigre de lierre 1 fois par jour, le soir avant de se coucher, pendant 1 à 2 mois.

Elusanes® de marc de raisin

Pour une action antistockage

Si l'on n'y prend garde, les excédents alimentaires peuvent rapidement se transformer en réserves lipidiques mal placées, constituant ainsi la cellulite. Les cellules se gonflent de graisse et d'eau, puis cet œdème entraîne un ralentissement de la microcirculation, aggravant alors les phénomènes de rétention d'eau.

Résidu des grappes pressées, le marc de raisin contient de nombreux actifs qui permettent de lutter contre la rétention lipidique et aqueuse. C'est un excellent moyen pour perdre des formes disgracieuses et remodeler sa silhouette.

Notre conseil

→ Prendre 2 gélules d'Elusanes® de marc de raisin avec 1 grand verre d'eau, matin et soir, pendant 1 mois.

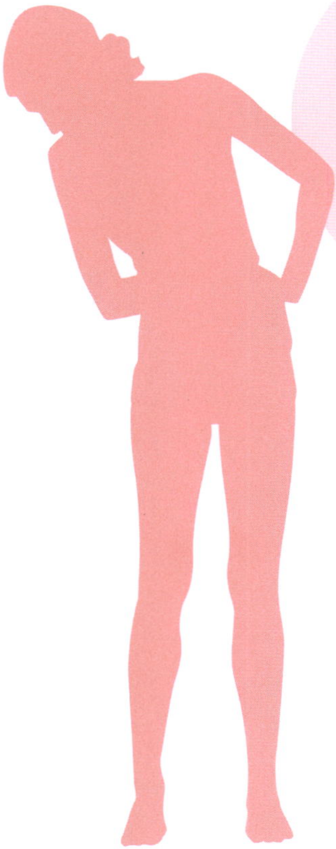

Version courte

→ Prendre 50 gouttes de teinture mère de *Vitis vinifera*, matin et soir, pendant 1 mois.

Teinture mère de pissenlit

Idéale contre la rétention d'eau

Il est certes bon de boire de l'eau, à condition que celle-ci ne soit pas retenue dans certaines zones précises du corps comme la culotte de cheval. C'est en effet à cet endroit que l'eau, en s'accumulant dans les cellules de graisse, les fait gonfler. Ce qui entraîne la « peau d'orange » disgracieuse et souvent douloureuse.

Le pissenlit, grâce à ses propriétés dépuratives et diurétiques, permet de drainer le foie et les reins. Utilisé en complément d'un régime alimentaire, il contribue à faire baisser le taux de mauvais cholestérol, l'urée et l'acide urique. C'est un véritable « nettoyeur » qui, en éliminant les excès divers, fait disparaître les surcharges pondérales.

Notre conseil

→ Prendre 50 gouttes de teinture mère de *Taraxacum dens leonis* dans 1 verre d'eau, 2 fois par jour, pendant 1 à 2 mois.

Décoction-infusion de chiendent

Cette plante envahissante des jardins est un excellent dépuratif, elle contribue à débarrasser le corps de ses graisses et de l'eau en excès. Elle doit permettre de combattre l'accumulation de cellules graisseuses chargées d'eau là où elles se trouvent, et donc la cellulite.

Notre recette

→ Laisser tremper une heure 30 g de rhizome de chiendent dans 1 litre d'eau froide. Porter à ébullition pendant 1 min. Jeter l'eau puis verser de nouveau un litre d'eau froide sur le rhizome. Laisser bouillir jusqu'à réduction des trois quart puis laisser infuser 10 min. Prendre 3 tasses par jour pendant 1 mois.

Cataplasme de varech vésiculeux

Pour gommer la « peau d'orange »

Cette algue est riche en oligoéléments dont l'iode, qu'elle contient en proportions identiques à celles qui sont dans l'organisme. Ce qui la rend encore plus facilement assimilable en usage local. En synergie avec le mannitol, un alcool contenu dans la plante, l'iode provoque une stimulation de la production d'hormones thyroïdiennes qui favorise l'élimination locale des graisses.

Sa richesse en vitamines B1, C et E donne également du tonus à un corps parfois mis à rude épreuve lors d'un régime alimentaire amincissant.

Notre conseil

→ Appliquer tous les soirs le varech sec ou frais, associé ou non à du son, directement sur les zones touchées par la cellulite. Après une cure de 1 mois, la vilaine « peau d'orange » s'estompera.

Macération de reine-des-prés

Pour chasser l'eau des cellules graisseuses

L'eau retenue dans les cellules graisseuses entraîne des surcharges localisées et contribue à provoquer la cellulite.

Notre recette

→ Dans un récipient ouvert, à l'abri de la lumière, faire macérer 50 g de fleurs de reine-des-prés dans 1 litre d'eau pendant au moins 12 heures. Filtrer et boire 2 à 3 tasses par jour pendant 1 mois.

Grâce à ses propriétés diurétiques, la reine-des-prés chasse cette eau et aide ainsi à combattre la cellulite. Elle aide aussi les reins à éliminer les toxines et contribue à réguler les surcharges de tous ordres : urée, acide urique, etc.

L'élimination conjuguée de l'excès d'eau et des toxines permet de dégonfler et de perdre du poids.

À savoir : également appelée ulmaire ou « plante des jointures », la plante contient de l'acide salicyque, constituant de base de l'aspirine, qui permet de calmer les douleurs articulaires.

Elusanes® de thé vert

Pour lutter contre les capitons

Lorsque l'on a de la cellulite, la surcharge peut s'avérer généralisée ou localisée (c'est le cas le plus fréquent).

Notre conseil

→ Prendre 1 gélule d'Elusanes® de thé vert avec 1 grand verre d'eau, matin et soir, pendant 1 à 2 mois.

Pour lutter contre ces capitons disgracieux, le thé vert a de multiples actions synergiques. Il favorise l'élimination rénale de l'eau. Riche en catéchine et en caféine, il stimule la fonte et la destruction des graisses. Riche en tanins, il a un effet antioxydant, sans être aussi stimulant que le café, dont il n'a pas les inconvénients.

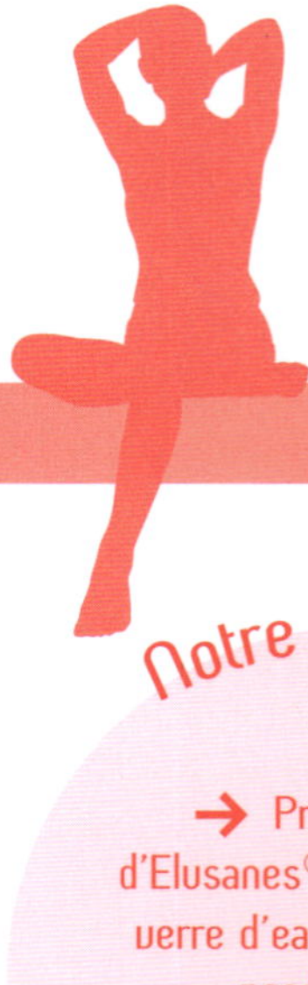

Elusanes® d'ananas

Un vrai « casse-graisses »

Riche en enzymes, dont la bromélaïne, l'ananas est un « casse-graisses » efficace. Il permet en effet de détruire les cellules graisseuses responsables de la cellulite. Consommer de l'ananas s'avère donc excellent lorsque l'on cherche à perdre du poids. Attention cependant : ce n'est pas le fruit qui contient l'enzyme, mais la tige de la plante. C'est par conséquent cette dernière qu'il faut consommer pour espérer voir disparaître les amas de graisses disgracieux.

Notre conseil

→ Prendre 2 gélules d'Elusanes® avec un grand verre d'eau, matin et soir, pendant 1 à 2 mois.
Ce traitement est strictement réservé aux adultes.

CERNES

Infusion de camomille

Pour gommer les cernes et les kilos

Lors d'un rééquilibrage alimentaire, le passage plus ou moins progressif de l'état de prise à celui de perte de poids, peut marquer le visage. Les cernes sous les yeux sont révélateurs d'un déséquilibre alimentaire. Gommer ces stigmates disgracieux permet de retrouver une sensation de bien-être primordiale durant cette période de changements.

Dans ce cas, le « coup de gomme plante » est un bon moyen pour encourager et inciter à poursuivre ses efforts en matière de régime alimentaire.

À la fois drainante et dépurative, la camomille permet de nettoyer le corps de ses toxines et de faire disparaître progressivement les cernes. À condition toutefois d'avoir en parallèle une bonne hygiène de vie. Ce qui consiste, entre autres, à éviter le tabac, le thé et le café, pratiquer une activité physique régulière et avoir une bonne qualité de sommeil.

Notre recette

→ Faire infuser 30 g de fleurs séchées de camomille dans 1 litre d'eau bouillante pendant 10 min. Boire 2 tasses par jour pendant 2 à 3 semaines.

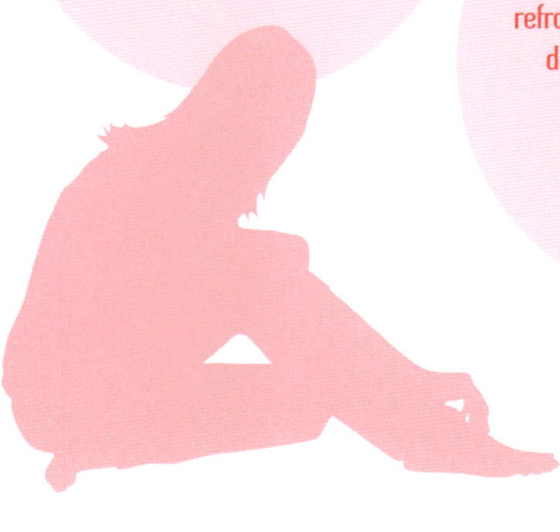

Notre conseil

→ Récupérer des sachets de thé consommés, laisser refroidir pendant 1 à 2 heures dans le réfrigérateur, puis appliquer sur les cernes pendant 10 à 15 min le matin.

Lotion de millepertuis

Nettoie, retend et donne de l'éclat au visage

Si l'on n'y prend pas garde, la perte de poids risque de flétrir le visage. Les joues se fripent, les traits se relâchent. Cela peut être difficile à vivre sur le moment, surtout dans une période d'efforts où l'on espère retrouver un corps plus harmonieux.

Pour y remédier, la lotion de millepertuis est bienvenue. Elle retend la peau tout en lui redonnant de l'éclat.

Notre recette

→ Faire bouillir 3 cuillerées à soupe de fleurs de millepertuis dans 0,5 litre d'eau pendant 10 min. Laisser refroidir, puis filtrer. Appliquer sur le visage cette lotion nettoyante et curative, matin et soir.

CHEVEUX ET ONGLES

SIPF® de prêle

Facilite la repousse des cheveux

L'une des conséquences de la cure d'amincissement peut être la perte des cheveux. La stopper, c'est bien, mais favoriser la repousse des cheveux, c'est encore mieux.

Ce rôle semble dévolu à la plante des phanères (ongles et cheveux) : la prêle. Grâce à sa richesse exceptionnelle en minéraux, comme la silice, cette plante donne les moyens à notre organisme de stopper la chute des cheveux, mais aussi et surtout d'en assurer la repousse.

Notre conseil

→ Prendre 1 cuillerée à café de SIPF® de prêle, matin et soir, pendant 1 à 2 mois. À renouveler éventuellement.

Lotion de capucine, d'ortie, de buis et de lavande

Pour stopper la chute des cheveux

Retrouvés par poignées ou par plaques sur l'oreiller ou le peigne, le nombre de cheveux perdus peut être important. La prise de poids modifie en effet le climat hormonal, ce qui a des conséquences souvent négatives sur les cheveux ainsi que sur la peau. Un phénomène d'autant plus inquiétant qu'il apparaît progressivement et s'intensifie avec la prise de poids. Ce symptôme peut aussi survenir en cas de régime un peu trop draconien, comportant notamment des déficits en vitamines et oligoéléments.

La capucine, grâce à sa forte teneur en soufre, permet de stopper la chute des cheveux et de tonifier le cuir chevelu, favorisant ainsi la croissance du cheveu.

L'ortie et le buis, très riches en vitamines et en oligoéléments, tonifient le cuir chevelu tout en luttant contre les pellicules, qui favorisent la chute des cheveux.

La lavande, quant à elle, renforce l'action de ces trois plantes, tout en ayant une action anti-infectieuse quand on l'emploie en application locale.

Notre recette

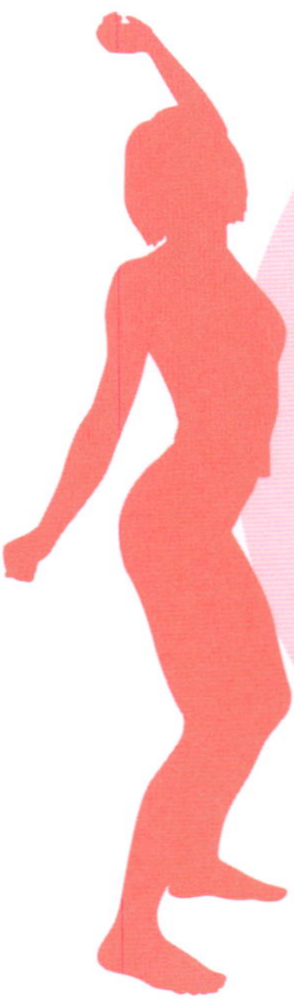

→ Broyer au pilon dans un mortier 100 g de feuilles, de fleurs et de semences fraîches de capucine, 100 g de feuilles fraîches d'ortie, 100 g de feuilles de buis. Faire macérer le tout dans 500 g d'alcool à 90° pendant 15 jours. Puis filtrer en exprimant le liquide.

Parfumer la lotion avec quelques gouttes d'essence de lavande. Appliquer sur le cuir chevelu en le frictionnant doucement 2 fois par semaine, pendant 1 à 2 mois.

Masque à l'ortie

Un antipelliculaire efficace

Retrouver une belle silhouette, c'est aussi retrouver une belle chevelure. Des cheveux secs et cassants ne mettent guère en valeur un visage qui a repris des formes harmonieuses. Quant aux pellicules, elles sont souvent vécues comme un vrai handicap et sont peu motivantes pour poursuivre un rééquilibrage alimentaire, même si les résultats obtenus sont jusque-là encourageants. L'ortie est une remarquable « usine végétale ». Très riche en minéraux, elle nettoie bien le cuir chevelu qui desquame.

Notre recette

→ Mixer une dizaine de jeunes feuilles d'ortie blanche avec 2 cuillerées à soupe d'huile d'olive ou de noisette. Appliquer sur les cheveux en massant racines et cuir chevelu pendant quelques minutes, laisser agir 15 min, puis finir par un shampoing doux (voir ci-dessous). Ce masque est à utiliser 2 fois par semaine, aussi longtemps que nécessaire.

Shampoing au frêne

Un allié naturel de beauté

Durant l'Antiquité, Dioscoride, fameux botaniste grec, préconisait déjà les feuilles de frêne pilées et appliquées en cataplasme pour aider à perdre les bourrelets disgracieux.

Utilisée en shampoing, la feuille de frêne est aussi un excellent produit de beauté, qui permet de lutter efficacement contre les pellicules. Les feuilles de frêne peuvent être remplacées par des feuilles de noyer dans les mêmes proportions.

Notre recette

→ Faire infuser 1 poignée de feuilles de frêne dans 1 litre d'eau bouillante pendant 10 min. Filtrer et verser l'infusion encore chaude sur un mélange composé de 1 jaune d'œuf battu dans 1 petit verre de rhum et de 100 g de savon de Marseille en paillettes. Bien mélanger. Appliquer la préparation sur le cuir chevelu et masser soigneusement. Laisser agir quelques minutes, puis rincer à l'eau citronnée.

Décoction-macération de camomille

Pour un beau reflet argenté

Notre recette

→ Faire bouillir 3 cuillerées à soupe de fleurs de camomille dans 1 litre d'eau pendant 5 min et laisser macérer durant 7 jours à l'abri de l'air et de la lumière. Filtrer et utiliser cette lotion après le shampoing une à plusieurs fois par semaine si besoin, sans rincer, en laissant sécher naturellement.

Lorsque le poids des années s'ajoute à celui des kilos, que les cheveux ont tendance à mal blanchir et à devenir jaunâtres, il est facile de retrouver naturellement, grâce aux plantes, un beau reflet argenté.

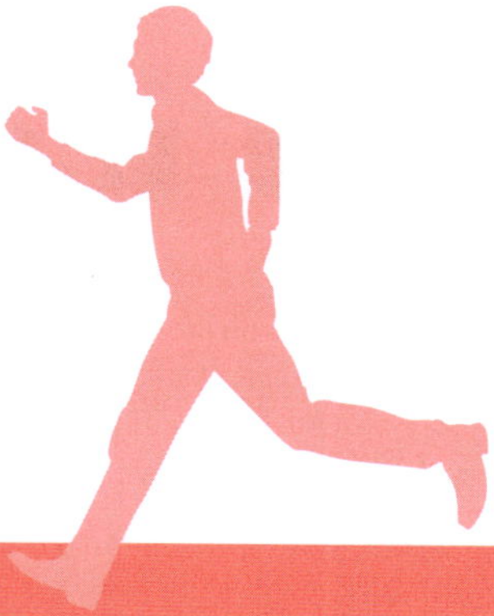

Huile d'olive à la prêle

Pour retrouver des ongles beaux et forts

Pour renforcer des ongles qui risquent de devenir secs et cassants en raison des risques de carences alimentaires liés à la perte de poids : la prêle.

Riche en silice, elle redonne à l'ongle de la vigueur, tout en lui conférant une véritable solidité et un bel aspect.

Notre recette

→ Faire macérer 1 poignée de prêle dans 1 litre d'huile d'olive pendant 8 jours. Presser et filtrer, puis mettre à tiédir l'huile. Prendre un bain d'ongles pendant 5 à 10 min, 2 à 3 fois par semaine.

CIRCULATION

Teinture mère de ginkgo

Anti-inflammatoire, active la circulation

L'œdème des jambes est surtout lié à une mauvaise circulation veineuse, qu'elle soit ou non accompagnée de varices.

Notre conseil

→ Prendre 50 gouttes de teinture mère de *Ginkgo biloba* dans 1 grand verre d'eau, matin et soir, pendant 2 mois. À renouveler si besoin.

Grâce à leurs propriétés anti-inflammatoires et parce qu'elles renforcent le tonus des parois veineuses, les feuilles du ginkgo améliorent la circulation des capillaires et des plus grosses veines. Cet arbre a également des propriétés fluidifiantes pour le sang et protectrices pour la paroi des vaisseaux. Il fait dégonfler les jambes dans lesquelles le sang et la lymphe se sont accumulés. C'est un bon complément de la perte de poids pour retrouver une silhouette harmonieuse.

Cataplasme d'achillée et d'hamamélis

Pour faire dégonfler les jambes

Si l'on souffre d'une mauvaise circulation sanguine, il est fréquent d'avoir les jambes gonflées malgré une perte de poids importante. Non seulement ce phénomène pose des problèmes esthétiques, surtout lorsque le reste de la silhouette s'affine, mais il s'avère en plus douloureux (sensation de jambes lourdes ressentie le soir avant de se coucher). Faire dégonfler les chevilles et les mollets est alors indispensable pour gagner en bien-être.

Notre recette

→ Faire infuser 1 poignée d'achillée et d'hamamélis dans 1 litre d'eau bouillante pendant 15 min. Presser et filtrer. Appliquer sur les jambes à l'aide de compresses, le soir pendant 20 à 30 min, puis rincer à l'eau froide.

Intrait de marron d'Inde

Vasoconstricteur et fluidifiant sanguin

Améliorer la circulation sanguine en diminuant le calibre des veines et en fluidifiant le sang, c'est améliorer du même coup le drainage lymphatique et veineux. Les jambes sont ainsi moins lourdes et moins gonflées, ce qui permet d'améliorer d'une part son poids et sa silhouette générale, de l'autre sa qualité de vie.

Notre conseil

→ Prendre 20 à 40 gouttes d'intrait de marron d'Inde à 5 % dans 1 grand verre d'eau, avant les repas midi et soir, pendant 1 à 2 mois.

CONSTIPATION

Infusion de chicorée sauvage

Pour retrouver un bon transit intestinal

Si la constipation devient chronique, elle a tendance à faire prendre du poids. De nombreux facteurs influent sur l'intestin (problèmes d'hygiène de vie, etc.) et peuvent le rendre paresseux au point de bloquer son activité. Il est donc important de remédier rapidement à ce problème pour se sentir mieux et éviter que cela ne pèse trop sur la balance…

La chicorée sauvage est à la fois un excellent stimulant, qui aide à redonner du tonus quand la surcharge pondérale décourage, et un bon laxatif. Elle accélère le transit, tout en désinfectant l'intestin. Un double bénéfice avec, en plus, l'assurance de récupérer une bonne digestion et de perdre les kilos superflus.

Notre recette

→ Faire infuser 15 g de feuilles sèches de chicorée sauvage dans 1 litre d'eau pendant 10 min. Boire 2 tasses par jour avant les repas pendant 1 à 2 semaines.

Version courte

→ Débuter chaque repas avec une salade de jeunes feuilles de chicorée sauvage.

Teinture mère de sauge

Pour retrouver vitalité et transit intestinal

La sauge, *salvare* en latin, qui signifie « salvatrice », est un excellent tonifiant. Elle permet de revitaliser un corps fatigué par une surcharge pondérale ou par un régime amaigrissant. Elle est aussi dépurative, donc tout à fait indiquée quand constipation et épuisement sont liés.

Attention : elle est contre-indiquée en cas d'allaitement.

Notre conseil

→ Prendre 50 gouttes matin et soir de teinture mère de *Salvia officinalis* dans un peu d'eau avant les repas, pendant 1 à 2 semaines.

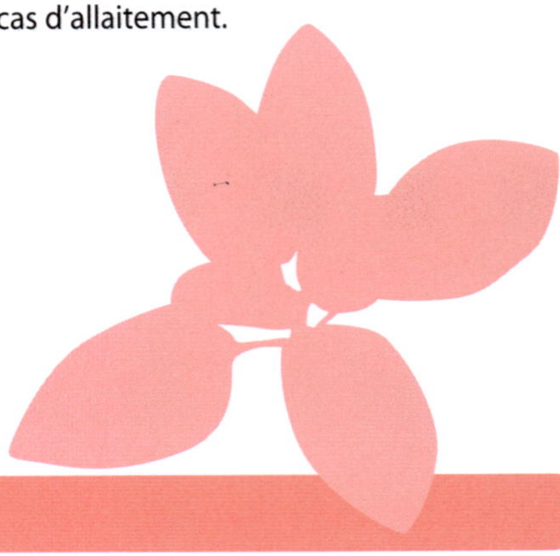

Salade de plantain

Délicieuse et dépurative

Après un hiver riche en aliments lourds et peu digestes pour mieux lutter contre le froid, un bon nettoyage de printemps s'impose ! Celui-ci va permettre de réguler un transit rendu paresseux. Pour réguler l'activité de l'intestin, rien de tel alors qu'un dépuratif doux.

Consommées en salade avec du pissenlit, les jeunes feuilles du plantain ont un effet dépuratif grâce à leurs propriétés laxatives. Il s'agit là d'un bon moyen pour retrouver un fonctionnement digestif satisfaisant et commencer à maigrir dans les meilleures conditions.

Notre recette

→ Mélanger de jeunes feuilles tendres de plantain à des feuilles de pissenlit, puis agrémenter le tout d'une bonne huile d'olive ou de noix. Consommer quotidiennement cette salade pendant 1 semaine.

Elusanes® d'ispaghul

Riche en fibres

Modifier ses habitudes alimentaires perturbe souvent le transit. Et c'est en général plutôt dans le sens de la constipation, surtout si le régime choisi est hyperprotidique, consistant à consommer beaucoup de protéines animales. Une consommation insuffisante de fibres végétales conduit inévitablement à la constipation. C'est aussi le cas si l'on ne boit pas régulièrement chaque jour.

Le plantain indien, ou ispaghul, est riche en fibres qui gonflent dans l'intestin lorsqu'elles sont hydratées. Ainsi, la consistance des selles est modifiée et leur émission facilitée.

Notre conseil

→ Pour l'adulte seulement : prendre 2 à 4 gélules d'Elusanes® d'ispaghul par jour avec 1 grand verre d'eau, pendant 3 à 4 jours.

DÉPRIME

Infusion de lavande

Pour se relaxer et mieux dormir

Retrouver un bon équilibre alimentaire passe souvent par une phase de découragement (surtout au début), les résultats se faisant parfois attendre. Un sentiment de déprime peut alors s'installer, compromettant les chances de réussite.

Grâce à ses vertus à la fois relaxantes, stimulantes et hypnotiques, la lavande permet de remédier aux petits coups de blues passagers.

Notre recette

→ Faire infuser 15 g de fleurs de lavande dans 1 litre d'eau bouillante pendant 10 min. Boire 1 tasse le soir au coucher.

Extrait fluide de millepertuis

Un antidépresseur vert

Prendre du poids déprime et, paradoxalement, perdre du poids peut aussi conduire à cet état. Manger trop peut signifier assouvir un manque et cet assouvissement fait parfois cruellement défaut quand la sensation de satiété cesse.

En cas de dépression légère à moyenne, le millepertuis est souverain. Il régule l'humeur, et redonne le moral ainsi que du tonus.

Attention : il ne faut pas utiliser le millepertuis chez les jeunes enfants, pendant la grossesse et l'allaitement, en cas de troubles bipolaires (maladies maniaco-dépressives) ou en association avec de nombreux autres médicaments. Il convient donc de toujours signaler son utilisation à son médecin traitant.

Notre conseil

→ Prendre 2 cuillerées à café par jour d'extrait fluide de millepertuis pendant 1 mois.

Teinture mère de ginseng

Lorsque l'énergie fait défaut

Suivre un régime pour mincir fatigue, particulièrement en début de période. Cela peut conduire à une forme d'épuisement nerveux et physique, jusqu'à aller au point que tout effort semble difficile à réaliser. Dans ces conditions, maintenir sa motivation pour lutter contre la prise de poids peut devenir insurmontable. Or, si l'on veut se donner le maximum de chances de réussir dans ce combat, il ne faut pas se sentir faible.

Le ginseng permet de redonner du tonus sans fixer les calories.

Notre conseil

→ Prendre 50 gouttes de teinture mère de *Panax ginseng* dans un peu d'eau, matin et midi, pendant 15 jours. Attention : il ne faut pas suivre ce traitement plus longtemps sans avis médical.

DIABÈTE

Décoction-infusion d'arganier

Contre le surpoids et le diabète

Le diabète gras, également appelé diabète de type II, est fréquemment observé chez les personnes qui apprécient particulièrement les plaisirs de la table et qui ont tendance à en abuser. Les excès alimentaires sont l'une des causes de la mauvaise régulation du taux de sucre dans le corps. Pour soigner cette maladie, il est important de lutter contre la prise de poids superflue. Diminuer sa consommation de sucre permet non seulement de réguler sa glycémie, mais aussi de perdre du poids. L'arganier améliore l'absorption et la digestion des sucres. Il accélère les métabolismes paresseux et stimule les pancréas qui ne le sont pas moins.

Notre recette

→ Faire bouillir 20 g de racine d'arganier dans 1 litre d'eau bouillante pendant 5 min, puis laisser infuser 15 min. Boire 3 tasses par jour pendant 2 à 3 semaines.

Teinture mère d'alchémille

Lorsque surpoids, diabète et maux de ventre sont combinés

L'alchémille permet de gommer les effets du surpoids au niveau du ventre, que celui-ci soit dû à des ballonnements, des flatulences ou bien encore à des spasmes intestinaux. Elle compense également les effets néfastes de la surcharge graisseuse sur la régulation de la glycémie.
C'est donc une excellente plante pour les personnes trop fortes, qui souffrent de diabète et de maux de ventre.

Notre conseil

→ Prendre 50 gouttes d'*Alchemilla vulgaris* dans un peu d'eau, 3 fois par jour, pendant 2 à 3 semaines.

SIPF® de pissenlit

Pour diminuer le taux de sucre et de graisses dans le sang

Si le sucre est consommé en excès, il se transforme en graisse de réserve, dont le stock a malheureusement tendance à augmenter au fil du temps si l'on ne surveille pas de près son régime alimentaire.

Dans ce cas, le pissenlit est la plante idéale, car elle permet de faire diminuer les taux de graisse et de sucre dans le sang. Une action simultanée, dont aucun autre médicament classique ne peut se vanter.

Notre conseil

→ Prendre 1 cuillerée à café de SIPF® de pissenlit, matin et soir, pendant 1 à 2 mois. À renouveler éventuellement.

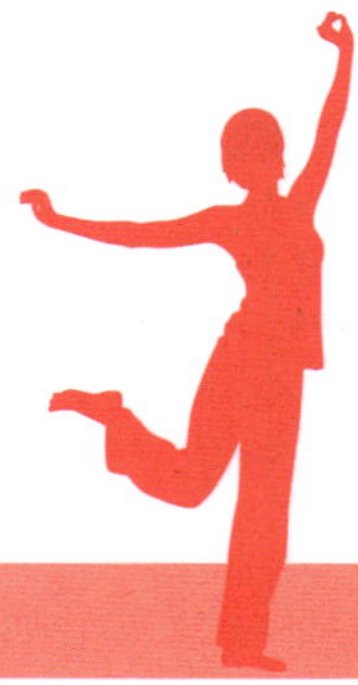

Bain de pieds de tilleul

Relaxant et protecteur

Lorsque l'on est en surpoids, et diabétique de surcroît, soigner ses pieds est essentiel. Un poids trop important, une mauvaise circulation sanguine et un diabète : autant de facteurs de risque de complications vasculaires, notamment au niveau des pieds.

Les bains de pieds au tilleul sont relaxants, nourrissants, et permettent de prévenir de graves complications.

Notre recette

→ Faire infuser 1 poignée de fleurs de tilleul dans 1 litre d'eau bouillante pendant 10 min. Filtrer, ajouter un peu d'eau et prendre un bain de pieds 1 à 2 fois par semaine. Ce bain peut être suivi d'un massage doux à l'huile de noisette additionnée de jus de citron.

DRAINAGE

Sève de bouleau

Pour perdre de l'eau

Si les émissions urinaires sont insuffisantes, il peut s'agir d'un problème de rétention d'eau. Le corps n'élimine pas suffisamment l'eau absorbée, et ce peut être une cause de surpoids.
Pour chasser l'excès d'eau, rien de tel que la sève de bouleau. Elle est très diurétique, permettant ainsi d'augmenter le volume d'urine émise. Pour recueillir cette « bienfaitrice », il faut percer un trou dans l'écorce du tronc des jeunes arbres, puis fixer en dessous un récipient pour laisser la sève s'écouler durant 3 ou 4 jours maximum afin de ne pas fatiguer l'arbre.

Notre recette

→ Verser la sève recueillie dans une bouteille, puis y ajouter comme stabilisant et stérilisateur 4 clous de girofle par litre. Prendre 2 cuillerées à soupe matin et soir, pendant 1 mois.

Décoction-infusion de bourrache

Dépurative et diurétique

L'eau a tendance à s'accumuler dans le corps par l'intermédiaire de la peau et des reins. La bourrache, nommée par les médecins arabes « abou-rach », ce qui signifie littéralement « père de la sueur », favorise son élimination. La plante jeune peut être consommée en salade, en potage ou comme légume. Mais, c'est en décoction qu'elle se révèle la plus efficace.

Notre recette

→ Faire bouillir 25 g de plante sèche dans 1 litre d'eau froide pendant 2 à 3 min, puis laisser infuser 10 min. Boire 3 tasses par jour pendant 1 à 2 mois.

Elusanes® de frêne

Facilite drainage et perte de poids

Dès le XIIe siècle, Hildegarde de Bingen, une religieuse bénédictine, recommandait l'arbre pour « purger le corps de son eau » dans son traité sur les plantes médicinales.

Les feuilles de frêne permettent de mieux éliminer l'eau et constituent un apport supplémentaire de sels minéraux et d'oligoéléments qui risquent de manquer lorsque l'on débute un régime.

Notre conseil

→ Prendre 2 gélules d'Elusanes® de frêne par jour avec 1 grand verre d'eau, pendant 1 à 2 mois, sauf en cas de grossesse et d'allaitement. Ce traitement est strictement réservé à l'adulte.

FATIGUE

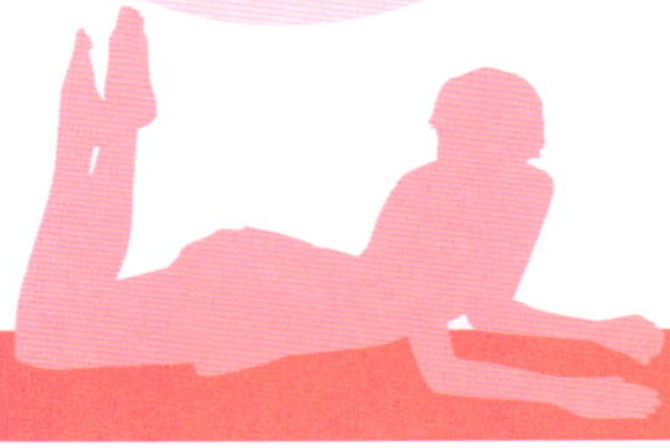

Teinture mère de ginseng

Pour éviter le gros « coup de pompe »

Se mettre au régime ou changer ses habitudes alimentaires, est souvent une source de stress pouvant générer de la fatigue. Si l'on réduit les apports caloriques quotidiens, les défenses physiques et nerveuses s'amenuisent, ce qui accroît les risques de dépression. Un gros « coup de pompe » qui peut être très ennuyeux s'il se prolonge.

Longtemps réservée à la famille impériale et à la noblesse chinoises, la racine de ginseng est un dopant naturel efficace grâce à ses composants dont la structure est voisine de celle des hormones sexuelles (folliculine). Un remède qui aide à se sentir bien dans sa tête et dans son corps.

Notre recette

→ Prendre 20 gouttes de teinture mère de *Panax ginseng* dans un peu d'eau, 3 fois par jour, pendant 2 semaines.

Infusion de menthe poivrée

Contre la fatigue due à la perte de poids

Perdre du poids fatigue, surtout au début d'un régime. À tel point qu'il devient parfois très difficile de lutter contre une irrésistible envie de dormir à longueur de journée. La lassitude se fait très largement sentir et tout effort physique demande beaucoup d'énergie, alors que l'on en a déjà trop peu durant cette période. Difficile dans ces conditions de faire attention à son régime et de s'y tenir le temps nécessaire.

La menthe permet de combattre la fatigue générale, notamment celle que l'on ressent après les repas, mais pas uniquement. Elle donne un « coup de fouet » salutaire sans toutefois ni gêner le sommeil, ni exciter.

Notre recette

→ Faire infuser 20 g de feuilles de menthe dans 1 litre d'eau bouillante pendant 10 min. Boire 1 tasse 3 fois par jour après le repas pendant 2 semaines pour retrouver un bon tonus.

Elusanes® de rhodiole

Pour de meilleurs résultats

Prescrite depuis longtemps par les médecins pour les cosmonautes et les athlètes olympiques des pays de l'Est, notamment, la rhodiole améliore significativement les performances sportives. Grâce à ses vertus, elle permet de lutter efficacement contre la fatigue et de regonfler la masse musculaire. Un excellent moyen de mincir tout en resculptant sa silhouette.

Notre conseil

→ Prendre 1 gélule d'Elusanes® de rhodiole avec 1 grand verre d'eau, matin et midi, pendant 2 semaines. Contre-indiqué en cas de grossesse ou d'allaitement.

GRAISSES

Teinture mère de chrysantellum

Spécial cholestérol

À force d'excès alimentaires, les sucres et les graisses finissent par s'accumuler dans l'organisme. Le foie a sa part de responsabilité dans ce phénomène, puisqu'il contribue à fabriquer les mauvaises graisses ou plutôt de « mauvais transporteurs de graisses », qui déposent leur cholestérol dans les artères et les bouchent.

Le chrysantellum nettoie le foie et stimule la sécrétion de bile. Ses propriétés contribuent à débarrasser l'organisme des graisses toxiques qui risquent « d'encrasser » les vaisseaux sanguins.

Notre conseil

→ Prendre 50 gouttes de teinture mère de *Chrysantellum americanum* dans 1 grand verre d'eau, matin et soir, pendant 1 à 2 mois, voire plus.

Elusanes® de guarana

Active la combustion des graisses

Le guarana est une plante de la forêt amazonienne, dont le fruit laisse apparaître une graine noire qui contient une substance très riche en caféine. La concentration est si forte que le taux de caféine peut atteindre 10 % ! Et, c'est bien connu, la caféine est un excellent moyen de brûler les graisses.

Notre conseil

→ Prendre 1 gélule d'Elusanes® de guarana avec 1 grand verre d'eau, matin et soir, sauf en cas de grossesse et d'allaitement. Ce traitement est strictement réservé à l'adulte.

Infusion de maté

Le « thé du Brésil », antioxydant et reconstituant

Riche en antioxydants, tanins, caféine, potassium, magnésium, manganèse et fer, le maté, dit « thé du Brésil », est un excellent reconstituant. Il permet de lutter contre les anémies, mais aussi contre les excès de graisses.

Notre recette

→ Faire infuser 1 cuillerée à café de maté par tasse d'eau bouillante pendant 10 min. Boire 1 tasse matin et midi pendant 1 à 2 mois.

GRIGNOTAGE

Infusion d'aubépine

Pour réfréner l'envie de manger

Les facteurs de la boulimie sont multiples. Il peut s'agir d'un trouble médical ou, plus simplement, d'un besoin incontrôlable de manger pour faire face à l'anxiété. Absorber des aliments est très anxiolytique pour certains d'entre nous. L'estomac plein, les sentiments de vulnérabilité face au stress et à l'anxiété qui en découle s'amoindrissent. Malheureusement, cette impression de mieux-être n'est que de courte durée, et le besoin de manger ne tarde pas à revenir. Rien de tel pour prendre du poids.

L'aubépine, grâce à ses vertus calmantes, permet de diminuer la tension nerveuse, d'apaiser les angoisses et de se détendre, ce qui permet de ne plus manger pour se calmer, mais seulement pour se nourrir.

Notre recette

→ Faire infuser 1 cuillerée à soupe de fleurs d'aubépine par tasse d'eau bouillante. Boire 3 tasses par jour en cure de 21 jours par mois, pendant 3 mois.

Version courte

→ Prendre 20 gouttes de teinture mère de *Crataegus oxyacantha* dans un peu d'eau avant chaque repas, 21 jours par mois, durant 3 mois.

Décoction de réglisse

Lorsque l'estomac fait mal

La sensation de faim permanente peut être causée par une inflammation chronique de l'estomac : une gastrite. Manger en permanence est alors un bon moyen pour calmer la douleur et faire cesser, très provisoirement hélas, la sensation de faim.
La réglisse était l'ingrédient principal de la tisane dite « des hôpitaux », prônée par le médecin arabe Avicenne. Dès leur entrée à l'hôpital, une tasse de cette tisane était servie aux patients afin de les préparer à mieux supporter médecine et maladie. Grâce à ses vertus digestives, la réglisse calme les brûlures d'estomac. En évitant ainsi le besoin d'absorber des aliments pour contrer la douleur, la perte de poids est favorisée.

Notre conseil

→ Faire bouillir 50 g de rhizome de réglisse dans 1 litre d'eau jusqu'à réduction de moitié. Boire 1 tasse à la fin du repas midi et soir, pendant 1 à 2 semaines. Attention : il ne faut pas consommer cette tisane en cas d'hypertension artérielle.

Infusion de mélisse

Pour faciliter la digestion

Les spasmes digestifs accentuent la sensation de faim. Le moyen le plus employé pour les soulager est de manger, ce qui favorise la prise de poids.
Les feuilles de mélisse ont non seulement une action sédative, mais elles accélèrent aussi la digestion, diminuant ainsi la sensation de faim. En augmentant le flux biliaire, la mélisse améliore les digestions difficiles, ce qui permet d'accélérer l'absorption des aliments, de diminuer leur stockage et donc d'empêcher ou de diminuer la prise de poids.

Notre conseil

→ Faire infuser 30 g de feuilles et de fleurs de mélisse dans 1 litre d'eau pendant 10 min, puis filtrer. Boire 1 tasse 30 min avant le déjeuner et le dîner.

Vin de mélisse

→ Faire macérer 50 g de mélisse dans 1 litre de vin blanc pendant 2 jours. Filtrer et prendre 1 cuillerée à soupe 30 min avant le déjeuner et le dîner.

Elusanes® de millepertuis

Pour contrer le petit « coup de blues » et faire oublier la faim

C'est surtout en hiver, lorsque les jours raccourcissent, que le manque de lumière se fait le plus sentir. Cette période de l'année est souvent plus difficile moralement, et l'on a tendance à déprimer. Il est alors fréquent de manger pour avoir l'impression de soigner ce petit « coup de blues » saisonnier.

Il existe un autre moyen d'y remédier qui ne fait pas grossir : la luminothérapie. Celle-ci consiste à s'exposer à une lumière semblable à celle produite par le soleil. Si les séances sont associées à la prise de millepertuis, le résultat n'en est que meilleur. La plante a en effet la faculté de réguler l'humeur, de redonner moral et tonus. Un excellent remède en cas de légère dépression, qui évite la « boulimie d'impulsion » faussement anxiolytique.

Notre conseil

→ Prendre 2 à 3 gélules par jour d'Elusanes® de millepertuis avec 1 grand verre d'eau, pendant 1 à 2 mois. Attention : le millepertuis est contre-indiqué chez les jeunes enfants, pendant la grossesse et l'allaitement, en cas de troubles bipolaires (maladies maniaco-dépressives) et en association avec de nombreux autres médicaments. Il convient de toujours signaler son utilisation à son médecin traitant.

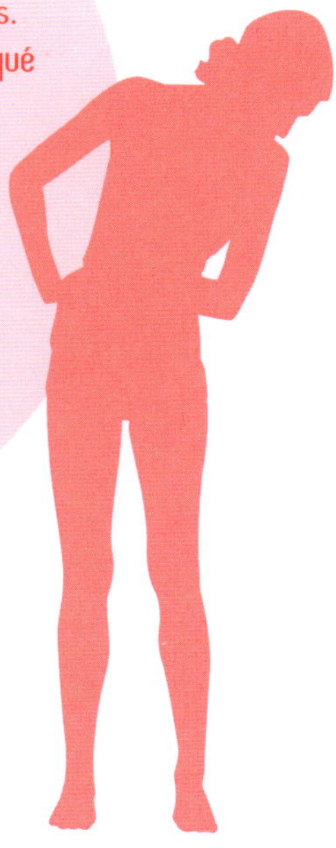

GROSSESSE

Teinture mère de chiendent

Le chiendent, un excellent dépuratif

Pendant la grossesse, éliminer l'excès de toxines est le meilleur moyen pour ne pas trop dépasser son poids de forme et garder le contrôle de sa silhouette. Pour ce faire, il est recommandé de suivre une cure de chiendent, plante réputée pour ses effets dépuratifs. Celle-ci peut être consommée sous forme de salade composée ou en teinture mère plus concentrée, donc plus efficace.

Notre conseil

→ Prendre 50 gouttes de teinture mère de *Triticum repens* dans 1 grand verre d'eau, matin et soir, pendant 1 à 2 mois.

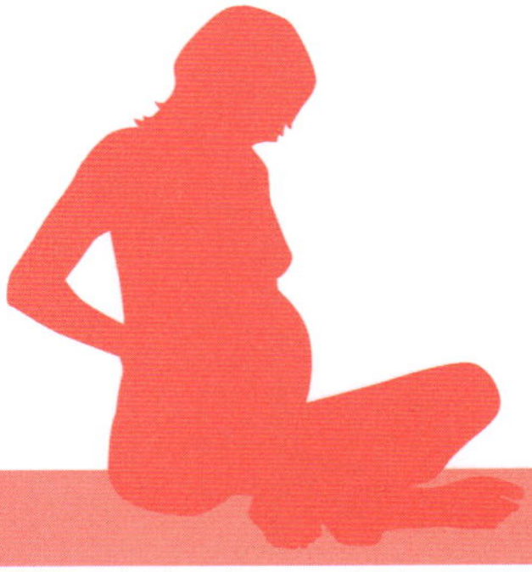

Elusanes® de piloselle

La spécialiste du drainage

Il n'est pas toujours facile de perdre du poids après un accouchement. La grossesse a non seulement modifié l'aspect du corps, mais surtout son métabolisme. Il est donc fréquent d'avoir un problème de rétention d'eau, difficile à éliminer.

La piloselle est une plante qui n'aime pas l'eau. En stimulant l'activité des reins et du foie, elle facilite l'élimination de l'eau accumulée.

Notre conseil

→ Prendre 2 gélules par jour d'Elusanes® de piloselle avec 1 grand verre d'eau.
Ne pas utiliser en cas d'allaitement.

Elusanes® de guarana

Pour brûler les graisses après la grossesse

Si, durant la grossesse, on n'a pas surveillé son régime alimentaire et que les graisses se sont accumulées, la prise de poids risque d'être importante et difficile à perdre après l'accouchement. Reprendre une activité sportive constitue déjà un bon début, mais n'est pas toujours suffisant.

Le guarana, grâce à sa forte teneur en caféine, agit comme un véritable « brûle-graisses ». Sa consommation constitue une aide efficace pour se débarrasser des réserves de graisses superflues.

Notre recette

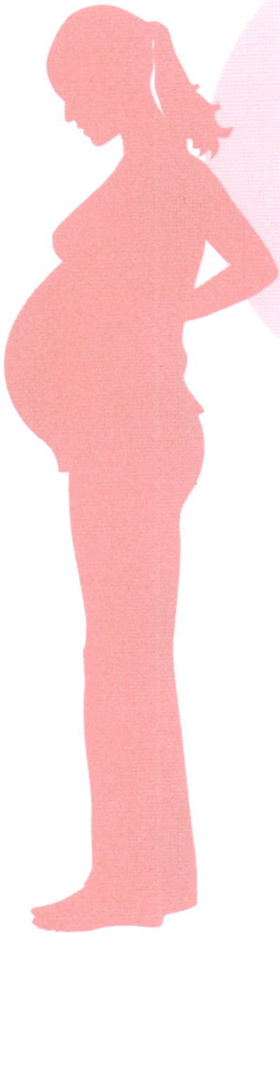

→ Prendre 1 gélule d'Elusanes® de guarana avec 1 grand verre d'eau, matin et midi (éviter le soir), pendant 1 à 2 mois.
Ne pas utiliser en cas d'allaitement.

Attention : en cours de grossesse, bien respecter les recommandations pour chacune des cures proposées (quantités et durées).

HYPOTHYROÏDIE

SIPF® de fucus

Lorsque la thyroïde est en panne

Lorsque l'on constate sans raisons particulières des symptômes tels que la fatigue, la constipation, la frilosité et la prise de poids, il peut s'agir d'un début d'hypothyroïdie ou baisse d'activité de la glande thyroïde. Cette affection peut faire suite à une maladie auto-immune, être due à une atteinte virale de la glande ou bien encore à une contamination à l'iode radioactif. La glande se met alors au repos avec toutes les complications que cela entraîne, dont la fixation des graisses dans le corps. Il se peut aussi que les ressources en iode se tarissent, puisque l'organisme ne stocke guère cet oligoélément.

Pour recharger ses réserves d'iode, l'idéal serait de pouvoir passer quelques jours en bord de mer, voire même d'envisager une thalassothérapie.

À défaut de mer ou de fruits de mer, on peut utiliser le chêne marin, plus couramment nommé laitue marine, varech ou fucus vésiculeux. La richesse en iode de cette algue commune fait d'elle un excellent stimulant pour les thyroïdes paresseuses. Elle aide à éliminer les mauvaises graisses et c'est un modérateur d'appétit. En effet, lorsqu'elle est absorbée, cette algue gonfle dans l'estomac, permettant d'obtenir rapidement un effet de satiété. Un bon moyen de perdre du poids.

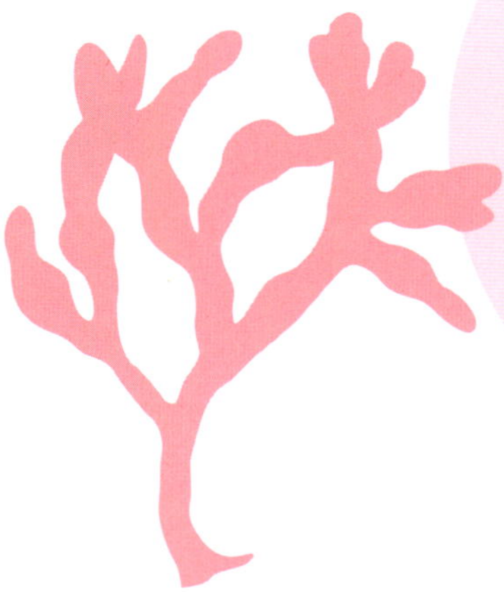

Notre conseil

→ Prendre 1 cuillerée à café de SIPF® de fucus vésiculeux, matin et soir, pendant 1 à 2 mois, le temps que tout rentre dans l'ordre et qu'il y ait en plus une perte de poids. Attention : ce traitement est contre-indiqué aux personnes allergiques à l'iode.

Macérat glycériné de noyer

Pour retrouver le tonus et relancer la thyroïde

En cas de fatigue chronique due à un dysfonctionnement de la thyroïde (hypothyroïdie), il est nécessaire pour y remédier de relancer le métabolisme général, notamment celui de la glande.

Pour ce faire, il est recommandé de suivre un traitement à base de noyer en complément de celui à base de varech. Le noyer, riche en tanins et en vitamine C, entre autres, compte parmi les meilleurs antioxydants qui puissent exister. Il redonne du tonus et permet de relancer les thyroïdes paresseuses, favorisant ainsi la perte de poids.

Notre conseil

→ Prendre 50 gouttes de macérat glycériné DH1 de *Juglans regia* bourgeons dans un peu d'eau, matin et soir, pendant un à plusieurs mois.

Infusion d'artichaut

Stimule et nettoie

Les feuilles de l'artichaut sont riches en sels minéraux tels que le potassium, le sodium et le magnésium, mais aussi, en antioxydants, tanins et enzymes. C'est grâce à tous ces composants que l'artichaut stimule la sécrétion biliaire et l'ensemble du système glandulaire, dont la thyroïde, parfois un peu paresseuse... En relançant ces mécanismes, il permet de faire baisser le taux de cholestérol et de perdre des kilos superflus.

Attention : ce sont les feuilles d'artichaut qui ont des vertus médicinales et non pas le fruit (le cœur) habituellement consommé.

Notre recette

→ Faire infuser 10 g de feuilles d'artichaut pour 1 litre d'eau. Boire 1 tasse avant les repas pendant 3 à 4 semaines.

KILOS EN TROP

Décoction de chiendent

Pour drainer, à quelques semaines des vacances

Si, à quelques semaines du départ en vacances, enfiler son jean ou son maillot de bain de l'année précédente est devenu difficile, voire impossible, une cure de drainage s'impose.

Dans ce cas, en complément d'un régime alimentaire indispensable, le chiendent est un précieux allié pour faire diminuer les bourrelets qui empêchent de rentrer dans ses vêtements.

Notre recette

→ Faire tremper 30 g de rhizome de chiendent dans 1 litre d'eau durant quelques heures, puis faire bouillir pendant 1 min. Broyer ensuite grossièrement les racines et les mettre à nouveau dans 1,25 litre d'eau. Laisser bouillir jusqu'à réduction d'un quart du contenu. Consommer tiède, 3 tasses par jour avec 1 rondelle de citron pour améliorer le goût.

Infusion de feuilles de noyer

Aide à mincir

En complément d'un rééquilibrage alimentaire, le noyer aide à mincir sans fatigue, ni efforts trop importants. Il est à la fois dépuratif et reconstituant. Il permet aussi de faire baisser le taux de sucre et de graisses, tout en nettoyant le système digestif. C'est enfin un excellent remède contre la moiteur des pieds et des mains due à la surcharge pondérale.

Notre recette

→ Faire macérer 50 g de feuilles de noyer dans 1 litre d'eau froide pendant 2 heures. Porter l'ensemble à ébullition, laisser bouillir 2 min, puis faire infuser 15 min. Boire 3 tasses par jour pendant 1 à 2 mois.

Clin d'œil

→ Cette préparation peut également être utilisée en bains, pour les mains et les pieds moites. Pour cela, il suffit de prendre des bains de 10 min, 1 fois par jour. C'est aussi efficace contre les engelures.

MÉNOPAUSE

Gélule de yam

Une progestérone naturelle

Lorsque le climat hormonal change, des troubles liés à ce déséquilibre peuvent apparaître. Il peut s'agir de bouffées de chaleur, mais aussi d'une prise de poids. Pour mincir, il faut alors mettre toutes les chances de son côté en rétablissant l'équilibre hormonal.

La racine du yam, ou igname sauvage, contient de la diosgénine, une substance dont la structure est très proche de celle d'une progestérone naturelle. Ainsi, en comblant le manque de progestérone, le yam permet de gommer les troubles liés à la préménopause.

Notre conseil

→ Prendre 1 gélule de yam le matin. Prendre 2 gélules si les troubles persistent après 8 à 15 jours de soins. Il faut en effet trouver la dose minimale efficace.

Teinture mère de vigne rouge

Pour améliorer la circulation sanguine

Les modifications hormonales peuvent entraîner des troubles circulatoires tels que l'œdème des jambes. Celles-ci deviennent lourdes, sensibles et enflées.

La vigne rouge, grâce à sa richesse en antioxydants naturels, dont les tanins et les polyphénols, permet d'améliorer la circulation veineuse au niveau des petits vaisseaux, ce qui diminue le gonflement des veines et, par conséquent, celui des jambes.

Notre conseil

→ Prendre 50 gouttes de teinture mère de *Vitis vinifera* dans un grand verre d'eau, matin et soir, pendant un à plusieurs mois si nécessaire.

MODÉRATEURS D'APPÉTIT

Décoction de varech vésiculeux

Pour modérer l'appétit

Riche en alginates, qui ont la propriété de gonfler au contact de l'eau, le fucus permet de modérer naturellement l'appétit en donnant l'impression à l'estomac d'être plein alors qu'il ne l'est pas. Un bon moyen de rééduquer le tube digestif en lui apprenant à se satisfaire rapidement et, donc, de maigrir tranquillement.

Notre conseil

→ Préparer une décoction en faisant bouillir 1 cuillerée à café de varech dans 1 litre d'eau pendant 5 min. Boire 1 tasse 30 min avant le repas midi et soir pendant 21 jours. Attention, ce traitement est déconseillé pendant la grossesse et l'allaitement, mais aussi en cas d'allergie à l'iode.

Version courte

→ Prendre 1 cuillerée à café de SIPF® de fucus 15 min avant le repas principal du midi et pendant 21 jours au maximum.

Gélule de karaya

Un excellent coupe-faim

La gomme de karaya est obtenue à partir du sterculia, un arbre qui pousse sur les plateaux indiens. C'est en incisant les branches que l'on recueille un exsudat visqueux, qui subit ensuite un processus de dessiccation pour éliminer l'eau.

Grâce à son fort pouvoir hydrophile, cette substance est capable d'absorber l'équivalent de 100 fois son poids en eau. Elle gonfle dans l'estomac après absorption, coupant ainsi la faim.

Notre conseil

→ Prendre 2 gélules de karaya avec 0,5 litre d'eau, 15 min avant les repas, midi et soir, pendant 1 à 2 mois.

Gélule de spiruline

Contre le surpoids

Mal supporter le stress peut, en exacerbant la faim, causer un surpoids. Se « jeter sur la nourriture » est alors une façon de lutter contre l'anxiété. La prise de poids devient à son tour anxiogène… Difficile de sortir de ce cercle vicieux !

Notre conseil

→ Prendre 2 gélules de spiruline, midi et soir, avant les repas, pendant 1 à 2 mois.

La spiruline est une algue bleue qui, grâce à sa richesse en minéraux et en vitamines, et sa faible teneur en calories, constitue un complément indispensable à un réajustement des habitudes alimentaires. Elle évite en effet les carences tout en aidant à perdre du poids en douceur.

Infusion de maté

Pour modérer naturellement l'appétit

Les feuilles et les petites branches de cet arbre originaire du Brésil, que l'on rencontre aussi en Argentine et au Paraguay, contiennent une substance gélatineuse qui, lorsqu'elle se trouve au contact de l'eau, gonfle.

Le maté est donc un excellent modérateur naturel de l'appétit puisque, lorsqu'il est absorbé, il gonfle dans l'estomac, permettant d'obtenir rapidement et facilement un effet de satiété. De plus, sa forte teneur en caféine fait de lui un combattant précieux des mauvaises graisses et un activateur du métabolisme. Un panel d'actions qui le rend très efficace dans la lutte contre la prise de poids.

Notre conseil

→ Prendre une infusion de thé de maté (les feuilles de l'arbre sont légèrement torréfiées à l'instar de celles du thé) 15 min avant le repas de midi, pendant 2 à 3 semaines.

NERVOSITÉ

Infusion d'armoise

Lorsque la perte de poids stresse et excite

Vouloir perdre du poids peut être une source de stress supplémentaire. Même lorsque l'on réussit à mincir, ce n'est pas toujours simple. Il y a parfois de quoi perdre patience et s'énerver, ce qui est loin de représenter les conditions optimales pour changer ses habitudes alimentaires.

Considérée comme miraculeuse, l'armoise est une plante qui permet à la fois de combattre la fatigue, de redonner du tonus au corps et de lutter contre la nervosité en calmant le système nerveux.

Notre recette

→ Faire infuser 20 g de plante sèche dans 1 litre d'eau bouillante pendant 10 min. Boire 1 tasse 3 fois par jour avant les repas pendant 15 jours.

Elusanes® d'eschscholtzia

Perdre du poids sans perdre le sommeil

Modifier ses habitudes alimentaires pour perdre du poids risque parfois de conduire à la perte du sommeil. Et ce, pour diverses raisons : envie de se lever la nuit pour manger, doutes et questions qui peuvent apparaître sur l'utilité ou non de suivre un régime, etc.

L'eschscholtzia, ou pavot jaune de Californie, en détendant le système nerveux, permet de retrouver un sommeil naturel et réparateur.

Notre recette

→ Prendre 2 gélules d'Elusanes® d'*Eschscholtzia californica* avec 1 grand verre d'eau le soir. Ce traitement est déconseillé aux enfants et aux femmes enceintes ou allaitantes.

SIPF® de valériane

Un tranquillisant végétal

Moins ou mieux manger n'est pas toujours facile et peut rendre nerveux. Lorsque l'on est trop nerveux, le sommeil est perturbé, de mauvaise qualité, il n'est pas réparateur. Paradoxalement, mincir devient alors un vrai problème, car cela peut conduire à une impression de mal-être, au lieu du mieux-être qu'il devrait normalement apporter. L'échec, alors, n'est pas loin…

La valériane est un tranquillisant végétal qui fait baisser le tonus nerveux et favorise l'endormissement.

Notre conseil

→ Prendre 1 cuillerée à café de SIPF® de valériane matin et soir, pendant 1 à 2 mois, sauf en cas de grossesse ou d'allaitement.

OBÉSITÉ

Bain de prêle et de romarin

Pour retendre une peau fripée par l'amincissement

Mincir, c'est retrouver une belle silhouette, mais ce n'est pas toujours sans conséquences pour la peau. En effet, la perte de poids risque de distendre la peau jusque-là trop tendue par la surcharge pondérale, lui donnant alors un aspect fripé qui n'est guère esthétique.

L'usage simultané de la prêle, riche en minéraux et en substances drainantes, et du romarin, drainant et tonifiant, permet de redonner à la peau les moyens de retrouver son élasticité. Elle reprend alors un aspect plus agréable au fur et à mesure que les bourrelets disgracieux disparaissent.

Notre recette

→ Faire infuser 1 poignée de prêle et de romarin (utiliser les plantes entières) dans 1 litre d'eau bouillante pendant 20 min. Filtrer et ajouter à l'eau du bain tiède. Puis, en sortant du bain, projeter des jets d'eau fraîche sur les jambes. À renouveler 1 à 2 fois par semaine.

Teinture mère de varech vésiculeux

Pour accélérer la perte de poids

En relançant le métabolisme des graisses et en contribuant à les brûler, le fucus vésiculeux aide à mincir sans risques. Il élimine aussi les toxines et contribue à nettoyer les organismes surchargés. Il peut être appliqué en cataplasmes ou pris par voie orale.

Notre conseil

→ Prendre 50 gouttes de teinture mère de *Fucus vesiculosus* dans 1 grand verre d'eau, matin et soir, pendant 1 à 2 mois. Attention : ne pas utiliser en cas d'allergie à l'iode.

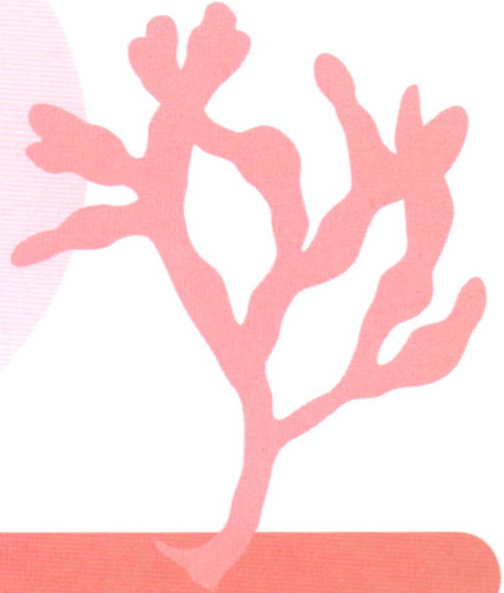

Infusion d'hibiscus

Pour retrouver la forme

Modifier ses habitudes alimentaires provoque des bouleversements internes qui peuvent fatiguer, surtout au début.

Pour éviter ce « coup de pompe » qui peut non seulement user, mais surtout décourager : l'hibiscus. Riche en vitamines, la plante évite les carences en oligoéléments fréquemment rencontrées lors d'un rééquilibrage alimentaire et permet de retrouver la forme.

Notre conseil

→ Faire infuser 1 cuillerée à soupe d'hibiscus par tasse d'eau bouillante pendant 10 min. Boire 1 tasse par jour avant chaque repas, soit 3 tasses par jour, pendant 1 à 2 mois.

PEAU

Infusion de camomille

Contre la peau sèche

Pour des raisons similaires, la prise de poids et la perte de poids entraînent des modifications corporelles internes en raison des graisses et des toxines qui s'accumulent ou disparaissent, selon le cas. La peau peut elle aussi en subir les conséquences en devenant toute sèche. Elle perd une grande partie de son film protecteur hydro-lipidique, ce qui entraîne une déshydratation de ses couches plus profondes. Elle n'est plus protégée et subit alors toutes sortes d'agressions externes.

L'infusion de camomille aide à reconstituer ce film graisseux protecteur. Elle peut être utilisée par voie interne ou externe : l'infusion peut être bue ou appliquée comme lotion purifiante et hydratante.

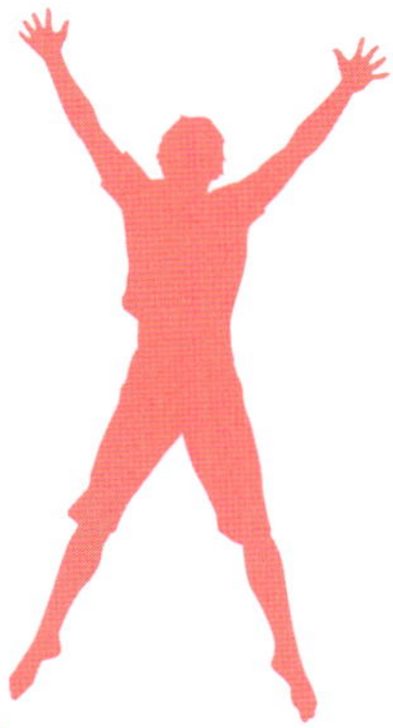

Notre recette

→ Faire infuser 10 g de fleurs séchées dans 1 litre d'eau bouillante pendant 10 min. Boire 2 tasses par jour pendant 3 à 4 semaines ou l'utiliser en application locale après refroidissement, matin et soir, pendant 1 à 2 mois.

Versions courtes

→ Prendre 50 gouttes de teinture mère de *Matricaria chamomilla* dans un peu d'eau, matin et soir pendant 1 à 2 mois.

→ Prendre 1 gélule d'Elusanes® de matricaire, matin et soir, pendant 1 à 2 mois. Contre-indiqué en cas de grossesse et d'allaitement.

Huile d'onagre

Reconstitue les stocks d'acides gras indispensables à la peau

Prendre du poids accompagne souvent une modification du climat hormonal. Ce changement a ses propres conséquences cutanées : la peau peut devenir sèche au point d'en être douloureuse, notamment au niveau des muqueuses, qui perdent leur élasticité, leur souplesse et leur lubrification.
L'huile d'onagre apporte au corps les acides gras qui lui font défaut et aide à reconstituer au mieux le film gras protecteur de l'épiderme.

Notre conseil

→ Prendre 2 à 4 capsules par jour d'huile d'onagre (en fonction de la préparation commercialisée par les laboratoires pharmaceutiques) pendant 2 mois.
À renouveler éventuellement sur conseil médical.

Huile essentielle de camomille, géranium et jojoba, huile d'argan

Massages doux pour peau sèche

En application locale, après un nettoyage doux à la lotion à la camomille par exemple, l'huile essentielle de camomille et de géranium adoucit la peau abîmée. Quant à celle de jojoba, elle aide à reconstituer le film protecteur de surface pendant que l'huile d'argan, naturellement riche en acides gras, nourrit la peau. Cette recette peut être réalisée à la maison ou commandée en pharmacie.

Une application particulièrement utile quand les kilos commencent à s'estomper et qu'il faut redonner de la fermeté à une peau distendue par les excès.

Notre recette

→ Mélanger 5 gouttes d'huile essentielle de géranium rosat, de camomille romaine et de jojoba à 60 ml d'huile d'argan.
Après nettoyage de la peau, masser doucement le visage pour faire pénétrer l'huile. Appliquer le soir, pendant 1 à 2 mois.

Huile essentielle de romarin, de bois de rose et huile de noisette

Une lotion spéciale peaux grasses

Le poids a parfois tellement fait gonfler le corps que les graisses se sont installées et que la peau elle-même est infiltrée, épaisse et grasse. La chevelure peut elle aussi être touchée : elle est terne, avec des cheveux cassants et sans éclat. L'amincissement seul ne suffit pas pour retrouver une belle peau, il faut s'en occuper spécifiquement en parallèle.

Le romarin et le bois de rose atténuent les points noirs et ouvrent les pores bouchés. L'huile de noisette permet de bien faire pénétrer les huiles essentielles, tout en nourrissant la peau. La lotion est utilisée le soir après un nettoyage à l'infusion de pensée sauvage, en massant doucement pour bien faire pénétrer. Elle peut être préparée chez soi ou achetée en pharmacie.

Notre recette

→ Mélanger 10 gouttes d'huile essentielle de romarin et de bois de rose à 60 ml d'huile de noisette. Appliquer à l'aide d'un coton démaquillant sur le visage principalement et sur le corps si nécessaire, pendant 1 à 2 mois.

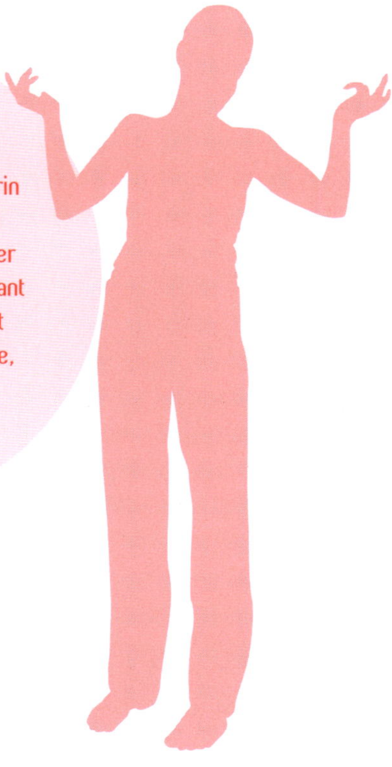

RECHUTE

Vin de quinquina

Pour redonner l'envie de mincir

Pour différentes raisons, il arrive que l'on reprenne son poids initial ou que l'on arrête tout simplement de suivre son régime alimentaire, pourtant bien commencé. Il est en effet parfois difficile de conserver la motivation et le courage sur le long terme.

Dans ce cas, le vin de quinquina est un bon stimulant pour aider à reprendre le cap que l'on s'est fixé et, surtout, pour le maintenir.

Notre recette

→ Faire macérer 20 g d'écorce de quinquina dans 1 litre de vin blanc sec pendant 3 à 4 jours. Filtrer, puis boire 1 petit verre à digestif avant les repas, midi et soir, pendant 2 à 3 semaines.

Ampoule de radis noir

Pour repartir sur des bases saines

Lorsque l'on ne surveille plus son régime alimentaire et que l'on revient à une alimentation peu équilibrée, il y a de fortes chances pour que les toxines s'accumulent de nouveau et que le système digestif se remette à mal fonctionner. Or, lorsque la digestion ne se déroule pas correctement, il faut savoir que ce que l'on mange compte double, ce qui n'est pas négligeable...

Pour mettre tous les atouts de son côté afin de pouvoir mincir à nouveau, un bon nettoyage s'impose. Pour cela, rien de tel qu'une cure de radis noir. Un seul petit souci toutefois : son goût, qui n'est pas très agréable. Mais, après tout, se donner les moyens de réussir mérite bien quelques efforts !

Notre conseil

→ Prendre le matin à jeun 1 ampoule de Raphanus S. Potier® (radis noir concentré), 3 fois par semaine, pendant 2 semaines, puis 1 fois par semaine, pendant 1 mois.

Infusion de maté

Pour couper la faim et la fatigue

Il arrive que l'on ait envie de se remettre à mincir, mais le manque d'énergie, de motivation, ou la peur d'échouer à nouveau sont autant de facteurs dissuasifs. Un petit coup de pouce peut alors s'avérer bien utile !

Riche en caféine, le maté permet de diminuer la sensation de faim, tout en stimulant le métabolisme.

Notre recette

→ Faire infuser 10 g de feuilles de maté dans 1 litre d'eau pendant 10 min. Filtrer et boire 2 tasses par jour pendant 3 à 4 semaines.

RÉÉQUILIBRAGE ALIMENTAIRE

Infusion d'hysope

Pour retrouver du tonus

L'hysope est utilisée pour redonner du tonus à l'organisme quand la perte de poids devient moins rapide qu'en début de régime. Cela peut alors donner lieu à un certain état dépressif qui risque de compromettre les efforts entrepris. La plante permet de retrouver le tonus physique et l'équilibre nerveux indispensables pour se sentir bien et conserver l'envie de poursuivre ses efforts pour perdre du poids.

Notre recette

→ Faire infuser 2 cuillerées à café de fleurs séchées d'hysope dans 1 tasse d'eau bouillante pendant 10 min. Boire 3 tasses par jour pendant 3 à 4 semaines.

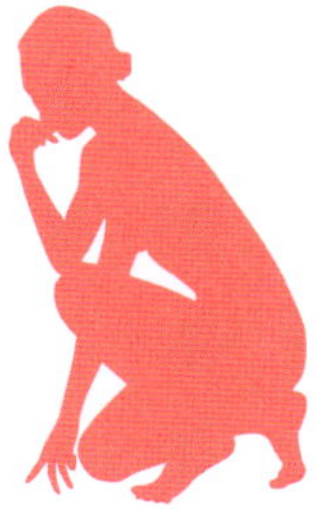

Teinture mère de millepertuis

Lorsqu'il devient difficile de suivre sa « feuille de route »

Il n'est pas toujours facile de garder le moral lorsque l'on suit un programme de rééducation alimentaire. Se priver, faire attention à ce que l'on mange, peut conduire à la frustration, voire à une certaine forme de dépression. Il est bien difficile alors de ne pas renoncer à poursuivre ses efforts. Pour éviter d'en arriver là, un petit stimulant mental s'avère souvent utile.

Le millepertuis soulage les humeurs dépressives passagères et redonne un « coup de fouet psychique », salutaire pour retrouver le moral. En conférant des couleurs à ce qui semble gris et triste, il aide à garder la motivation nécessaire pour poursuivre un régime alimentaire, en permettant de mieux en voir tous les bénéfices, sans pour autant surestimer les efforts à effectuer.

Notre conseil

→ Prendre 50 gouttes de teinture mère d'*Hypericum perforatum* dans un peu d'eau, matin et soir, pendant 2 à 3 semaines. À renouveler si besoin.

RIDES

Infusion de romarin

L'élixir de « longue vie »

Le romarin est le constituant principal de la légendaire Eau de Jouvence ou bien encore, de la fameuse Eau de la reine de Hongrie. Un élixir dit de « longue vie », qui a connu tout au long de l'Histoire une véritable célébrité liée à son efficacité.

Le romarin possède de nombreuses vertus : il aide à rester jeune ou à le redevenir, améliore la circulation générale et nettoie l'organisme des toxines accumulées suite à trop d'excès. Son infusion peut être bue ou utilisée comme lotion pour nettoyer le visage, matin et soir.

Notre recette

→ Faire infuser 20 g de fleurs de romarin dans 1 litre d'eau bouillante pendant 10 min. Boire 2 tasses par jour pendant 1 mois.

Lotion de thé noir, sureau, bleuet et camomille

Pour estomper les rides

La prise de poids, ou à l'inverse la perte de poids, ont tendance à creuser les rides au niveau du visage, accentuant ainsi l'impression de vieillissement. Or, si l'on décide de mincir, ce n'est certainement pas pour se retrouver avec le visage ridé et flétri, à l'image d'une vieille pomme !

L'association des quatre plantes – thé noir, sureau, bleuet et camomille romaine – est décongestionnante et astringente. Elle permet de retendre les tissus relâchés et redonne de la souplesse à ceux qui sont infiltrés par les graisses et sucres consommés en excès. Le visage apparaît ainsi plus lisse et la peau plus éclatante. Pour plus d'efficacité, le nettoyage externe doit être accompagné d'un drainage interne, grâce à une infusion de romarin par exemple.

Notre recette

→ Faire infuser 1 cuillerée à café du mélange de plantes dans 1 litre d'eau bouillante pendant 10 min. Laisser refroidir, puis appliquer cette lotion sur le visage matin et soir. Pour plus d'efficacité encore, verser la lotion dans un bac à glaçons, laisser au congélateur pendant plusieurs heures, puis passer les glaçons, préalablement enroulés dans une compresse, sur les rides.

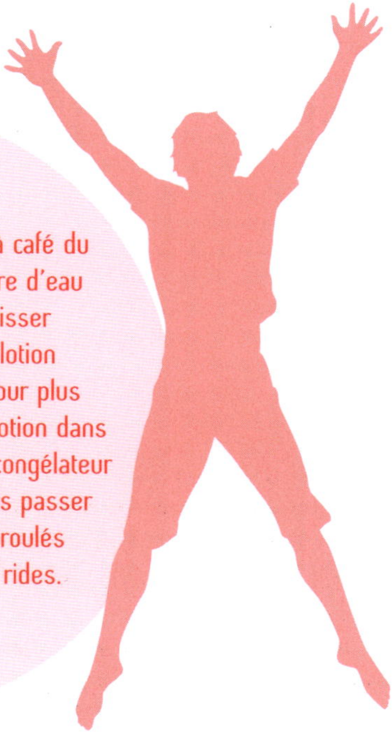

Masque à la menthe

Pour un effet antirelâchement

Pour éviter que la perte de poids n'entraîne un flétrissement du visage, il est conseillé d'appliquer un masque tenseur. Utilisé en traitement préventif ou curatif, celui-ci a pour effet de retendre les tissus qui ont tendance à se relâcher lorsque l'on perd du poids.

Notre recette

→ Mixer ensemble 1 poignée de feuilles de menthe fraîche, un jaune d'œuf, 1 cuillerée à soupe de crème fraîche épaisse et 1 cuillerée à café d'huile d'olive. Appliquer le masque obtenu sur le visage en couche épaisse, laisser poser 15 min, puis bien rincer. Renouveler l'opération 2 à 3 fois par semaine.

Notre conseil

→ Rincer le masque avec une lotion adoucissante au tilleul. Pour ce faire, préparer une infusion de tilleul (compter 1 cuillerée à soupe de tilleul par tasse d'eau bouillante). Laisser refroidir, filtrer et appliquer sur le visage à l'aide d'un coton démaquillant.

Lotion à la prêle

Mincir et rajeunir

Lorsque l'on perd du poids, la peau a tendance à se relâcher. De quoi faire presque regretter les kilos perdus… Ils infiltraient certes la peau, mais la tendaient aussi en contrepartie !

La prêle est une plante merveilleuse, cicatrisante et reconstituante. Grâce à sa richesse en minéraux, elle consolide les « fractures » de la peau et la retend. Elle peut être utilisée sous forme de lotion après application de la lotion aux quatre plantes (thé noir, sureau, bleuet et camomille, voir p. 53).

Notre recette

→ Faire infuser 4 cuillerées à soupe de prêle dans 10 cl d'eau bouillante pendant 20 min. Laisser refroidir, filtrer et appliquer la lotion traitante tous les soirs après le démaquillage.

SEURAGE TABAGIQUE

SIPF® de valériane

Pour faciliter l'arrêt du tabac sans prendre de poids

Si prendre une cigarette est souvent un geste anxiolytique, arrêter de fumer est presque toujours anxiogène. Il y a d'abord la peur de ne pas y arriver puis, très vite, celle de se ridiculiser vis-à-vis de son entourage si l'on échoue. Vient ensuite l'excitation induite par l'effet de manque, qui peut fortement altérer la vie relationnelle. Un fumeur en début de sevrage est souvent invivable. Son entourage peut avoir l'impression de devoir payer le prix des cigarettes non fumées… En plus, la nicotine agissant comme coupe-faim, il est très tentant de manger pour compenser ce manque, ce qui entraîne la plupart du temps une prise de poids.

Pour ne pas grossir à l'arrêt de la cigarette, le meilleur moyen est d'absorber de la valériane. Elle aide à retrouver un équilibre lorsque le corps est sevré de la drogue qu'est la nicotine, et évite la boulimie compensatrice.

Notre conseil

→ Prendre 1 cuillerée à café de SIPF® de valériane, matin et soir, pendant 1 à 2 mois.

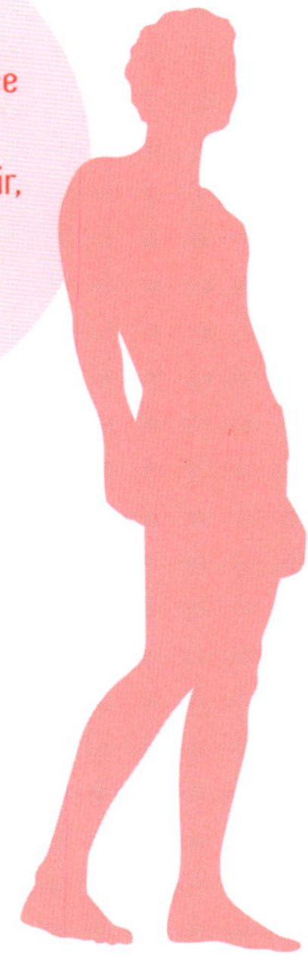

Extrait fluide de passiflore

Pour lutter contre les changements d'humeur

Le manque de tabac peut engendrer une situation particulière de stress, avec une alternance de plusieurs états : une période de fatigue avec épuisement physique et nerveux, qui peut être suivie par un état d'excitation avec hyperactivité et insomnie. Dans tous les cas, le manque de nicotine peut être mal compensé par un apport supplémentaire d'alcool et/ou de sucres. Il s'agit en quelque sorte de remplacer une addiction par une autre.

Dans ce cas, la passiflore permet d'apaiser les centres nerveux responsables des dépendances et de les mettre sous contrôle, évitant ainsi la prise de poids souvent inéluctable.

Notre conseil

→ Prendre 1 cuillerée à café d'extrait fluide de passiflore, matin et soir, pendant 1 à 2 mois.

Décoction d'herbe à Robert

Pour diminuer l'envie de sucre à l'arrêt du tabac

Arrêter de fumer amène souvent à compenser en se jetant sur la nourriture et plus particulièrement sur tout ce qui est sucré. Des sucres qui se transforment rapidement en graisses de réserve. L'aiguille de la balance ne met alors pas longtemps à pencher du mauvais côté…

L'herbe à Robert (*Geranium robertianum*) permet de diminuer l'envie de sucre, facilitant ainsi la désaccoutumance au tabac sans qu'il y ait besoin de compensation sucrée.

Notre recette

→ Faire bouillir 40 g de plante entière d'herbe à Robert dans 1 litre d'eau pendant 15 min. Boire 1 tasse 30 min avant les repas midi et soir, pendant 2 à 3 semaines.

TENSION ARTÉRIELLE

Vin de gui

Pour les « bons mangeurs » hypertendus

Lorsque, par excès d'appétit, la surcharge pondérale guette, puis s'installe, la tension artérielle augmente au fur et à mesure que la circulation sanguine se dégrade.

Le gui permet de redonner une certaine souplesse aux artères, tout en détendant les nerfs. Cette plante est très efficace pour lutter à la fois contre l'hypertension et sa cause principale : la prise de poids. Cette dernière a souvent tendance à faire baisser la tension artérielle. Le gui est alors très utile pour relancer le mouvement.

Notre recette

→ Faire macérer 40 g de feuilles fraîches de gui dans 1 litre de vin blanc pendant 10 jours, puis filtrer. Boire 1 petit verre avant les repas midi et soir, 15 jours par mois, pendant 2 à 3 mois.

Version courte

→ Prendre 50 gouttes de teinture mère de *Viscum album* dans un peu d'eau, matin et soir, 15 jours par mois, pendant 2 à 3 mois.

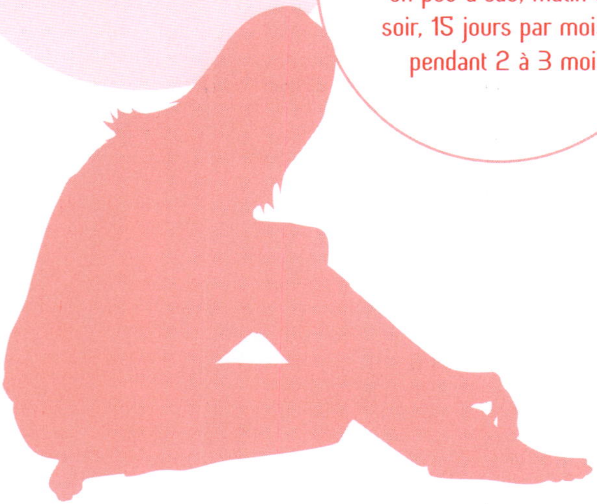

Elusanes® d'aubépine

Pour diminuer la tension artérielle en cas de surcharge pondérale

Prise de poids et montée de tension vont souvent de pair. Plus on prend de poids, plus les graisses se fixent sur les artères et risquent de leur faire perdre leur souplesse. Or des vaisseaux rigides contribuent à entraîner une poussée de tension. La solution est donc de maigrir pour que tout rendre dans l'ordre.

Mais, en attendant, l'aubépine peut aider à faire baisser la tension artérielle. En effet, en ralentissant le cœur, elle évite aux vaisseaux de subir une poussée tensionnelle trop importante.

Notre conseil

→ Prendre 1 gélule d'Elusanes® d'aubépine avec un peu d'eau, matin et soir, pendant 1 à 2 mois jusqu'à ce que le poids de forme ait été atteint.

Teinture mère d'éleuthérocoque

Pour retrouver forme et vitalité

Voisine de celle du ginseng, cette racine permet de redonner la forme lorsque l'on est épuisé en raison d'un changement, parfois radical, des habitudes alimentaires. Mais aussi en cas de chute de tension importante, conséquence d'un état de fatigue avancé. En effet, avant de pouvoir retrouver un équilibre, il peut y avoir un véritable état d'abattement physique, puis psychologique.

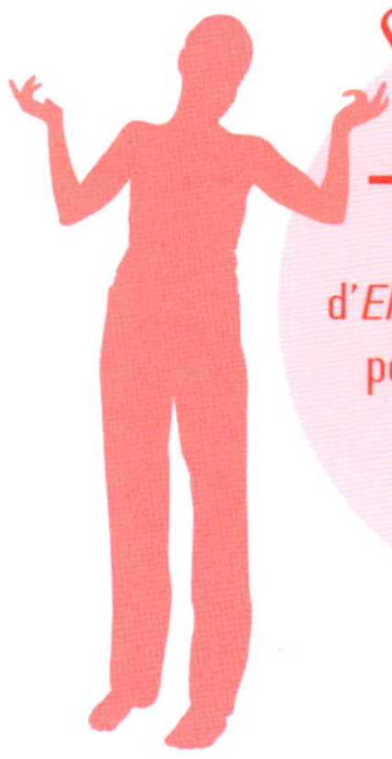

Notre conseil

→ Prendre 50 gouttes de teinture mère d'*Eleutherococcus* dans un peu d'eau, matin et soir, pendant 2 mois.

VENTRE PLAT

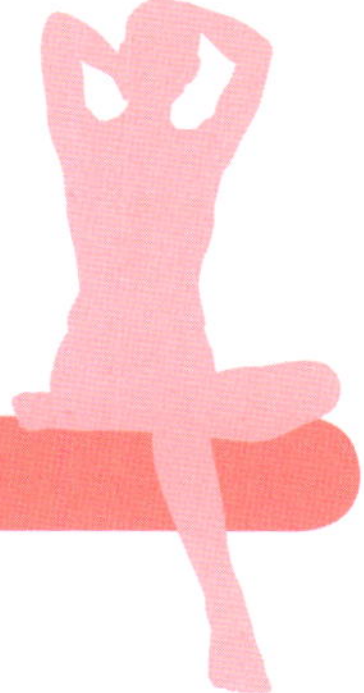

Elusanes® de charbon

Absorbe les gaz

Le charbon végétal est obtenu en calcinant à température très élevée des coques de noix de coco, que l'on brûle une seconde fois en y injectant de la vapeur d'eau et de l'air pour augmenter leurs facultés d'absorption des toxines. Le charbon est bien toléré par le corps, puisqu'inerte. Il fixe les produits de dégradation de certains aliments, tels les gaz produits par une fermentation provenant d'une digestion incomplète. En supprimant les flatulences, il permet de retrouver rapidement un ventre plat. Du fait de ses propriétés très absorbantes, il faut veiller à prendre le charbon au moins deux heures avant ou après la prise de médicaments, pour éviter de diminuer leur efficacité.

Notre conseil

→ Prendre 1 gélule d'Elusanes® de charbon avec un peu d'eau après les repas, midi et soir, pendant 1 à 2 mois.
Attention : uniquement sur avis médical pour les enfants et les femmes enceintes.

Décoction-macération de bourdaine

Pour réguler le transit et retrouver un ventre plat

Constipation rime souvent avec fermentation. Et qui dit fermentation dit souvent ballonnements, production de gaz et flatulences, autant de facteurs susceptibles de faire gonfler le ventre.
En régulant le transit, la bourdaine fait dégonfler le ventre, qui redevient plat en même temps que les kilos disparaissent.

Notre recette

→ Faire bouillir 2 cuillerées à café d'écorce desséchée de bourdaine dans 15 cl d'eau pendant 15 min. Puis, laisser macérer 6 heures. Boire la totalité du liquide le soir pour un dégagement matinal. Réservé à l'adulte et à renouveler uniquement sur avis médical.

VERGETURES

Huile de lierre

Pour éviter les vergetures

La distension de la peau liée à une prise de poids provoque une rupture des fibres cutanées, ce qui crée des rayures nacrées disgracieuses (les vergetures), et ce plus particulièrement au niveau de la peau du ventre ou des fesses.

Lorsque les vergetures sont installées, il est difficile de les atténuer et plus compliqué encore de les faire disparaître. Heureusement, il est possible de les prévenir.

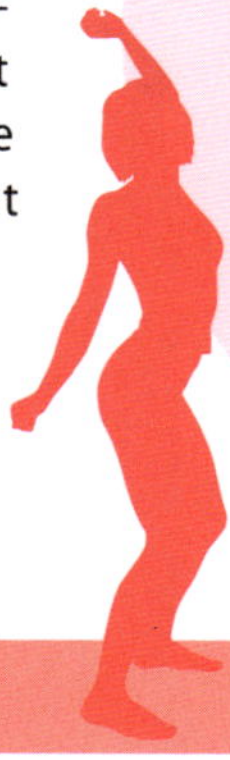

Notre recette

→ Dans un bocal de verre qu'il faudra exposer au soleil et agiter régulièrement, faire macérer 10 poignées de feuilles de lierre broyées au pilon dans 1 litre d'huile d'olive première pression pendant 1 mois. Appliquer comme une lotion 1 à 2 fois par jour sur les parties du corps touchées par la prise de poids (ventre, hanches, cuisses, fesses).

Gel au ginkgo

Pour retrouver une peau plus belle et plus souple

Également appelé « l'arbre aux quarante écus », le ginkgo biloba, en favorisant la circulation, active l'amélioration de la peau et de ses fibres distendues par les kilos accumulés. Les fibres rompues et distendues cicatrisent plus facilement et retrouvent leur tonus, ce qui redonne toute sa souplesse à la peau qui récupère ainsi sa forme initiale.

Notre conseil

→ Pour un traitement préventif ou curatif, appliquer du Ginkor gel® sur le corps, matin et soir, pendant 1 à 2 mois.

LES PRÉPARATIONS ET REMÈDES DE LA MINCEUR

LES PLANTES DE LA MINCEUR

Directrice de collection : Fabienne Chesnais / Sur mesure

Directeur de collection scientifique : Dr Jacques Labescat

Conception graphique et réalisation : Solenne Siben

Responsable d'édition : Coralie Moutat

Responsable de fabrication : Claire Leleu

Dépôt légal : septembre 2010

ISBN : 978-2-7114-2105-3

Achevé d'imprimer en Espagne par Unigraf.